ACADÉMIE DE MÉDECINE

LE PLATRAGE DES VINS

PAR

M. H. MARTY

PHARMACIEN PRINCIPAL DE L'ARMÉE

RAPPORT FAIT A L'ACADÉMIE DE MÉDECINE
AU NOM D'UNE COMMISSION
Dans les séances des 5 et 12 juin 1888

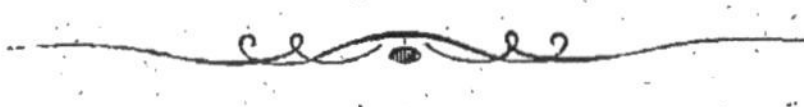

PARIS
G. MASSON, ÉDITEUR
LIBRAIRE DE L'ACADÉMIE DE MÉDECINE
120, Boulevard Saint-Germain, 120

1888

LE PLATRAGE

DES VINS

ACADÉMIE DE MÉDECINE

LE PLATRAGE DES VINS

PAR

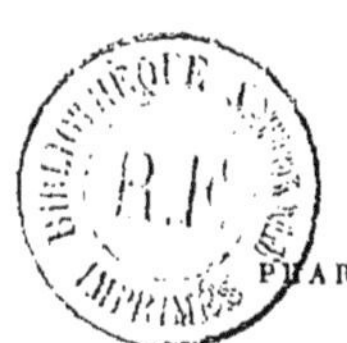

M. H. MARTY

PHARMACIEN PRINCIPAL DE L'ARMÉE

RAPPORT FAIT A L'ACADÉMIE DE MÉDECINE
AU NOM D'UNE COMMISSION

Dans les séances des 5 et 12 juin 1888

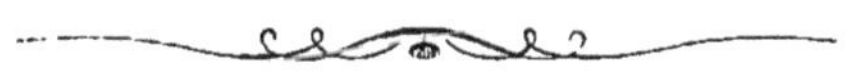

PARIS

G. MASSON, ÉDITEUR

LIBRAIRE DE L'ACADÉMIE DE MÉDECINE

120, Boulevard Saint-Germain, 120

1888

LE PLATRAGE
DES VINS

Rapport fait a l'Académie de médecine au nom d'une Commission composée de : MM. Bergeron, président; Th. Roussel, H. Guéneau de Mussy, G. Lagneau, A. Proust, L. Colin, H. Brouardel, E. Besnier, E. Vallin, A. Ollivier, A. Gautier, et H. Marty, rapporteur.

Depuis une vingtaine d'années, la question du plâtrage des vins n'a pas cessé d'être à l'ordre du jour et de tenir éveillée l'attention publique.

Touchant à des intérêts agricoles et commerciaux d'une grande importance, soulevant à la fois des questions d'hygiène et d'économie politique de premier ordre, la pratique du plâtrage a été alternativement discutée dans les assemblées scientifiques, dans les sociétés d'agriculture, les syndicats ou chambres professionnelles; et cette discussion est arrivée dans ces derniers temps à un degré d'acuité qui fait vivement désirer à tous ceux qu'elle préoccupe une solution définitive.

C'est dans ce but que M. le ministre du commerce, éclairé déjà par les avis émis à différentes reprises par le Comité consultatif d'hygiène de France, et sur le désir exprimé par ce Comité, vient porter la question devant l'Académie de médecine, avec la conviction que producteurs et consommateurs s'inclineront devant l'avis qu'émettra cette haute assemblée.

M. le ministre du commerce adressait, à la date du 12 janvier dernier, la lettre suivante à M. le Secrétaire perpétuel de l'Académie :

Paris, 12 janvier 1888.

Monsieur le Secrétaire perpétuel,

Depuis longtemps, l'attention de l'administration a été appelée sur la question du plâtrage des vins.

Le Comité consultatif d'hygiène de France, invité à examiner cette question, avait émis à diverses reprises, et notamment les 22 juin 1885 et 16 mai 1887, l'avis que, dans l'intérêt de la santé publique, la présence du sulfate de potasse dans le vin ne doit être tolérée que dans la limite maxima de 2 grammes par litre.

Cette solution ayant été vivement contestée par les intéressés, le Comité consultatif d'hygiène publique a été saisi une dernière fois de cette affaire.

Le Comité, tout en persistant dans ses précédents avis, a exprimé le désir que la question fût portée devant l'Académie de médecine.

J'ai, en conséquence, l'honneur de vous adresser tout le dossier relatif à la question du plâtrage des vins, que je vous prie de vouloir bien soumettre aux délibérations de l'Académie de médecine.

J'attacherais du prix à recevoir son avis dans un délai assez rapproché.

Recevez, Monsieur le Secrétaire perpétuel, etc.....

Le ministre du commerce et de l'industrie,

Signé : L. DAUTRESME.

A la suite de cette lettre, vous avez nommé une Commission composée de tous les membres de la section d'hygiène publique, de médecine légale et de police sanitaire, auxquels vous avez adjoint MM. Gautier et Marty (1).

Cette Commission s'est réunie le 27 janvier sous la présidence de M. Bergeron, notre secrétaire perpétuel. Après un exposé rapide de la question, fait par notre éminent collègue, M. Brouardel, et divers échanges d'observations, la Commission m'a confié, à l'unanimité, le périlleux honneur d'être son rapporteur. C'est à

(1) M. le directeur du *Progrès vinicole*, dans une lettre adressée à M. le ministre du commerce et de l'industrie, en date du 15 mai, lettre qui nous a été transmise officiellement, critique la composition de la Commission de l'Académie de médecine formée, dit-il, en majeure partie, de membres du Comité consultatif d'hygiène publique. Les mêmes personnes seraient, d'après lui, appelées à être *juges et parties* dans la question du plâtrage illimité déjà condamné par ce Comité. Nous ferons observer que M. le directeur du *Progrès vinicole* a été mal renseigné : dans cette Commission, composée de douze membres, quatre seulement appartiennent au Comité consultatif d'hygiène de France.

ce titre que je viens aujourd'hui vous rendre compte de ses travaux et vous présenter ses conclusions motivées ; mais je crois devoir, dès le début, réclamer toute votre indulgence pour la manière dont je m'acquitterai de la tâche difficile dont vous avez cru pouvoir me charger. Fort heureusement cette tâche me sera facilitée par les travaux nombreux dûs à des savants d'une autorité incontestable, ainsi que par les discussions qui se sont élevées au sein de la Commission et qui ont éclairé notre opinion, enfin par les rapports qui ont déjà été présentés aux diverses sociétés savantes, rapports auxquels j'aurai à faire de fréquents emprunts.

Nous n'avons tous ici qu'un désir et qu'un but : Sauvegarder la santé publique tout en ménageant les intérêts de l'agriculture et du commerce. C'est donc sans parti pris, et avec un vif sentiment de conciliation, que nous avons étudié la question de l'emploi du plâtre dans la fabrication du vin au triple point de vue : 1° des nécessités de la production ; 2° des exigences commerciales ; 3° des intérêts des consommateurs.

I

En quoi consiste le plâtrage du vin. — Modifications qu'il apporte dans la constitution du vin. — Origine de cette pratique.

En quoi consiste le plâtrage du vin. — L'emploi du plâtre dans la vinification peut se faire de deux façons bien différentes qui entraînent deux résultats fort dissemblables.

Dans le premier procédé, qui paraît le plus ancien, on ajoute le plâtre au vin fait, déjà soutiré : c'est le plâtrage au tonneau. Cette pratique limite l'action du plâtre aux composés que le vin tient en dissolution.

Dans le second procédé, le plâtre est ajouté à la vendange au moment où le raisin est versé dans les vaisseaux vinaires : c'est le plâtrage à la cuve. Dans ce second cas, le plâtre mis en contact, pendant toute la durée de la fermentation, avec les diverses parties du raisin, agit non seulement sur les composés tenus en dissolution dans le moût, mais aussi sur ceux que renferment les semences, les pellicules et les rafles.

Le premier procédé est loin de présenter les avantages pratiques que l'on retire du second ; aussi est-il à peu près abandonné aujourd'hui pour le plâtrage à la cuve, le seul, par conséquent, dont nous ayons à nous occuper.

La proportion de plâtre employée varie avec la contrée, la nature du terrain, le cépage et, on peut ajouter, les habitudes de chaque viticulteur.

D'après Sérane, il faut employer au moins 1 kilogramme de plâtre par hectolitre de vendange, et les meilleurs résultats s'obtiennent en élevant cette dose à 1750 grammes.

M. Gautier indique la proportion de 500 grammes de plâtre pour 2 hectolitres de vendange donnant environ 1 hectolitre de vin.

Enfin, d'après les renseignements obtenus par M. le professeur Bouffard, la proportion de plâtre employée par les viticulteurs du Midi serait de 1200 grammes à 7 kilogrammes pour mille kilogrammes de vendange, produisant environ 700 litres de vin.

Dans ces derniers temps, les viticulteurs soigneux ont pris la bonne habitude de doser la quantité de plâtre qu'ils ajoutent à la vendange. Mais on peut dire que beaucoup d'entre eux plâtrent encore sans compter, à la volée ou à la pelle.

Le plâtre est presque toujours employé en excès ; cet excès se retrouve dans les lies.

Modifications que le plâtrage apporte dans la constitution du vin. — Si bizarre que puisse paraître au premier abord une semblable pratique, elle a cependant sa raison d'être. Le vin, pour se maintenir rouge, brillant, limpide, a besoin d'une certaine acidité, surtout dans les contrées du Midi où le raisin est souvent trop mûr. Le plâtre augmente cette acidité et engendre dans le liquide qui fermente un produit insoluble et lourd, qui s'empare des matières en suspension, et les entraîne en se précipitant.

En réalité, le plâtrage procure les avantages suivants : Il rend la fermentation plus rapide et plus complète; il augmente l'acidité du vin et en avive considérablement la couleur; il dépouille et clarifie rapidement le vin; il en assure la conservation et en facilite le transport.

Mais ces avantages sont largement atténués par une modification et une altération profonde dans la composition du vin.

Que se passe-t-il, pendant la fermentation alcoolique, au contact du plâtre et de la vendange? C'est en 1853 seulement qu'on s'est préoccupé de le savoir, et ce n'est que dans ces dernières années que cette question, fortement controversée, a pu recevoir une solution définitive.

Voici, rapidement exposées, les principales modifications que le plâtrage apporte à la composition du vin, d'après les travaux de chimistes éminents tels que Chancel, Poggiale, Bussy, Buignet, A. Gautier et Magnier de la Source.

Parmi les principes immédiats contenus dans le raisin, figurent au premier rang l'acide tartrique et la potasse combinés à l'état de bitartrate de potasse. Ce sel n'est doué que d'une faible solubilité; aussi le moût en est-il saturé bien avant que la pulpe ait abandonné tout celui qu'elle contenait. Le plâtre contenu dans la cuve, se dissolvant dans un liquide riche en bitartrate de potasse, réagit sur ce sel et le décompose en partie, en produisant du tartrate de chaux insoluble qui se précipite et du sulfate acide de potasse qui reste en solution.

La double décomposition, que nous venons d'indiquer, est loin de s'arrêter aux composés primitivement dissous dans le moût. Il reste en effet, dans le marc, une proportion considérable de bitartrate de potasse, et quant au plâtre, la cuve en renferme toujours un excès. De nouvelles quantités de ces corps entrent donc en dissolution, si bien que la réaction se continue sans interruption jusqu'à épuisement du marc : elle n'est limitée que par le soutirage du vin.

Il résulte de cette introduction continuelle de bitartrate de potasse emprunté au marc et successivement transformé en tartrate de chaux, d'une part, et en sulfate acide de potasse qui se dissout, de l'autre, une augmentation notable dans l'acidité du liquide définitif.

Cette même réaction, en déterminant une précipitation incessante de tartrate de chaux insoluble, s'accompagne en même temps d'un entraînement mécanique des parties en suspension dans le liquide, phénomène qui contribue, pour une part importante, à la clarification du vin.

L'action du plâtre ne se borne pas à la décomposition du bitartrate de potasse. Elle a encore pour effet : de décomposer des combinaisons organiques neutres à base de potassium, qui existent en proportion très notable dans le raisin parvenu à maturité ; de faire entrer en dissolution dans le vin les matières colorantes qui seraient restées incluses dans les pellicules et dans les semences ; quelques-unes de ces matières colorantes renferment du fer à l'état de combinaison (A. Gautier).

Ajoutons que le plâtre blanc, dont on se sert pour cette opération, bien que constituant le produit commercial le plus parfait, renferme toujours une proportion plus ou moins notable de carbonate de chaux, et quelquefois de magnésie, avec de petites quantités de soude et des proportions très variables d'alumine. Toutes ces impuretés tendent à s'introduire dans le vin et à modifier sa saveur et ses qualités hygiéniques. Il n'est pas inutile de faire remarquer aussi que le vin dissout une quantité de sulfate de chaux variable avec son titre alcoolique définitif.

Le plâtrage a donc pour conséquence fâcheuse et inévitable d'introduire dans le vin un composé étranger, le *sulfate acide de potasse*, dont l'action sur l'économie ne peut être que nuisible.

Un vin plâtré se reconnaît, en effet, à ce caractère constant : il renferme un poids variable, mais toujours élevé, de sulfate de potasse. Ordinairement ce poids est compris entre 2 et 6 grammes par litre de vin (1). On a cependant constaté la proportion énorme de 7 gr. 38 dans un vin des Pyrénées-Orientales (2), et celle plus considérable encore de 8 gr. 23 dans un vin de Clermont (Hérault) (3). Or, comme nous le prouverons plus loin, les vins *naturels* ne donnent pas à l'analyse plus de *six décigrammes* (0 gr, 60) par litre de sulfate de potasse (calculé d'après le poids de l'acide sulfurique total).

Origine du plâtrage. — Si nos connaissances exactes sur le plâtrage des vins ne datent que de notre époque, en fait, cette pratique remonte à l'antiquité. Pline la signale déjà et nous apprend que ses contemporains en retiraient quelques avantages ; mais il en dénonce aussi les inconvénients.

Toutefois, s'il est exact que, dans l'antiquité, les Africains aient plâtré leurs vins, et que cette coutume soit aussi très vieille dans la région méditerranéenne, il paraît également établi qu'elle était autrefois bien restreinte. Suivant Chevalier (4), elle n'a commencé à se répandre dans l'Hérault et dans le voisinage que depuis 1849, époque à laquelle un sieur *Sérane* (de Béziers) préconisait une *méthode nouvelle de vinification*, qui n'était autre que le plâtrage à la cuve, et pour laquelle il prit un brevet d'invention. Sérane ne mentionne dans son opuscule (5) qu'un petit nombre de viticulteurs du Midi qui l'aient adoptée. Cependant sa méthode fit du bruit et se propagea d'autant plus facilement qu'elle donnait, en somme, les résultats promis. Nous pourrions citer les dates exactes de l'introduction de cette pratique dans certains cantons du midi de la France.

Le plâtrage des vins n'a pris une extension réelle qu'à partir

(1) Magnier de la Source. Crommydis.

(2) Poggiale.

(3) Hugounenq.

(4) *Annales d'hygiène publique et de médecine légale*, 1876, t. XLV, p. 124.

(5) Sérane. *Nouvelle méthode de vinification*. Paris, 1849, imprimerie de L. Bouchard-Huzard.

de cette époque, par suite des exigences du commerce, et aussi des modifications apportées aux cépages cultivés. Ce n'est qu'en 1853 qu'on s'est préoccupé sérieusement des conséquences qu'il pouvait avoir pour la santé publique.

Les partisans et les adversaires du plâtrage ont produit, tour à tour, des arguments très dignes d'attention pour et contre cette pratique. Nous croyons donc nécessaire de passer rapidement en revue les travaux qui font autorité sur la matière, et qui établissent en quelque sorte l'historique du procès pendant devant l'opinion et que vous êtes appelés à juger.

II

La question du plâtrage avant les travaux de Bussy et Buignet.

Poggiale, un des premiers, a signalé dans les vins plâtrés la présence du sulfate de potasse en assez forte proportion.

Pour la première fois, au mois de juillet 1853, le Comité consultatif d'hygiène publique demande qu'il soit fait une enquête sur le plâtrage des vins.

L'année suivante, la chambre de commerce de Montpellier provoque une étude sur l'action du plâtre dans la vinification, afin de répondre aux premiers détracteurs qui surgissaient déjà.

1853. Michel Lévy. — Le rapport fait par Michel Lévy à la Commission supérieure des subsistances, le 29 novembre 1853, ne nous apporte aucune lumière sur la question. Le savant hygiéniste n'en tient pas moins en suspicion la pratique du plâtrage (1). S'il ne peut invoquer des faits précis pour condam-

(1) « Rappelons, dit-il, avec M. le préfet des Pyrénées-Orientales, que si cette pratique est généralement mise en usage par les propriétaires de vignes de ce département, ceux-ci se gardent bien de plâtrer les vins qu'ils réservent pour leur consommation ; fait important, qui est presque une

ner ce qu'il considère comme une altération du vin, il demande au ministre de la guerre d'écarter les vins plâtrés de l'adjudication des fournitures destinées à l'armée, au moins jusqu'après l'enquête sollicitée auprès du ministre de l'intérieur par le Comité consultatif d'hygiène publique.

1856. Bérard, Chancel et Cauvy. — Bien différent est le mémoire de MM. Bérard, Chancel et Cauvy, adressé à la chambre de commerce de Montpellier (1). Ces savants font agir *sur un même vin* du sulfate de chaux pur et du plâtre blanc du commerce, et comparent la composition des cendres du vin plâtré à celles du vin non plâtré. Les conclusions qu'ils en déduisent, et qui sont à noter, sont les suivantes :

« La différence *la plus saillante* entre les cendres des vins plâtrés et celles des vins non plâtrés, et *qui les caractérise*, est la suivante : Le vin normal donne une forte proportion de carbonate de potasse (1gr. 092 par litre), et peu de sulfate de potasse (0 gr. 260) ; dans les vins plâtrés, au contraire, les cendres sont riches en sulfate de potasse (1 gr. 2 à 1 gr. 8), et pauvres en carbonate alcalin (0 gr. 040).

« Les vins plâtrés ne contiennent que de très faibles quantités de sulfate de chaux, égales à celles du vin non plâtré.

« Les cendres des trois vins ne renferment que des traces d'alumine. »

Les auteurs expliquent cette différence dans la composition des cendres par la réaction qui se produit au sein du liquide en présence du sulfate de chaux et du bitartrate de potasse.

D'après eux, le sulfate de chaux décompose le bitartrate de potasse en formant du tartare de chaux insoluble, qui se dépose,

preuve des inconvénients du plâtrage. » (Michel Lévy, rapport fait à la Commission supérieure et consultative des subsistances, le 29 nov. 1853. — *Recueil de mémoires de médecine, de chirurgie et de pharmacie militaires*, 2e série, t. XIII, p. 160.)

(1) Bérard, Chancel et Cauvy. Rapport fait à la chambre de commerce de Montpellier. *Bulletin de la Société centrale d'agriculture de l'Hérault*, année 1856.

du sulfate neutre de potasse et de l'acide tartrique libre qui restent en dissolution. Comme cette double décomposition doit se passer entre deux équivalents de chaque corps pour former du sulfate neutre de potasse et du tartrate neutre de chaux, il en résulte qu'un équivalent d'acide tartrique est mis en liberté.

De plus le phosphate de potasse du vin est transformé en phosphate de chaux ; il y a aussi, par suite de l'impureté du plâtre, introduction d'une faible quantité de sulfate de magnésie.

Telle est la première interprétation qui a été donnée de l'action du plâtre sur le vin : substitution au bitartrate de potasse de sulfate neutre de potasse et d'acide tartrique libre. MM. Bérard, Chancel et Cauvy en tirent cette conclusion que : la substitution du sulfate de potasse, sel *légèrement purgatif*, au bitartrate de potasse, qui l'est également, est sans danger pour l'économie.

N'oublions pas que ces expériences ont été exécutées sur du vin fait (c'est le plâtrage au tonneau). Les expérimentateurs précités prévoient une objection, et pensent que le plâtrage à la cuve doit donner des résultats identiques.

Nous allons voir tout à l'heure que M. Chancel lui-même a trouvé plus tard des résultats tout différents.

Quoi qu'il en soit, le mémoire de MM. Bérard, Chancel et Cauvy n'a pas cessé d'être invoqué, par les partisans du plâtrage, pour expliquer les réactions chimiques qu'entraîne cette opération et en défendre l'innocuité.

1856. Bussy. — L'opinion des savants chimistes de Montpellier fut acceptée par le Comité consultatif d'hygiène publique. La Commission, par l'organe de son éminent rapporteur, Bussy, de l'Institut, fit admettre, le 22 décembre 1856, les conclusions suivantes dont il est nécessaire de peser tous les mots :

1° « *Rien dans les faits connus jusqu'alors* n'autorisait à considérer le vin plâtré comme pouvant, dans l'usage habituel, apporter quelque trouble appréciable dans la santé;

2° « Il n'y avait, *à ce point de vue*, aucune raison pour en interdire la vente et la circulation ;

3° « L'emploi du plâtre dans la fabrication du vin ne saurait être assimilé aux mixtions nuisibles à la santé que la Loi a pour mission de poursuivre et de réprimer. »

Toutefois, la Commission proposait à M. le ministre d'ordonner une enquête par les soins des conseils d'hygiène et de salubrité des départements vinicoles, sous les auspices de l'autorité et avec le concours des sociétés d'agriculture.

Depuis cette époque, et malgré les conclusions rassurantes des chimistes de Montpellier, confirmées par l'avis du Comité d'hygiène publique, les protestations contre le plâtrage des vins n'ont pas cessé de se produire. On en trouve dans toutes les publications périodiques traitant des questions relatives à l'hygiène. Froidement accueillies d'abord, alors qu'on regardait les vins plâtrés comme inoffensifs, elles ont ému les hommes compétents, aussitôt qu'ont été bien connues les modifications apportées par le plâtrage à la composition du vin.

1857. Hugounenq. — C'est M. Hugounenq, *de Lodève*, qui jeta le premier cri d'alarme appuyé sur des faits positifs (1).

« L'addition du plâtre au vin, écrivait-il en 1857, a été conseillée il y a longtemps déjà ; mais, jusqu'à ces dernières années, elle n'avait été pratiquée que *par un petit nombre de viticulteurs;* depuis quelques années, au contraire, on raffole du plâtrage dans tout le midi de la France.

« C'est au moment du foulage de la vendange que le plâtre en poudre est jeté sur le raisin ; ce corps se trouve donc en présence du moût dès que la fermentation commence. C'est pour ne pas avoir tenu compte de ces circonstances que certains chimistes, très éminents d'ailleurs, ont été amenés à déclarer que le sulfate de chaux n'est pas plus soluble dans le vin que dans l'eau. Leur erreur provient de ce qu'ils ont essayé de dissoudre le plâtre dans du vin fait.

« L'emploi du plâtre se comprend très bien. Ce corps a l'avantage de dépouiller rapidement le vin, mais il présente l'*inconvénient*

(1) Hugounenq. De l'analyse des vins plâtrés. *Journal de pharmacie et de chimie*, 1857, 3e série, t. XXXI, p. 262.

grave de substituer dans ce liquide du sulfate de potasse au bitartrate de la même base, et de remplacer l'acidité du bitartrate par celle du *sulfate acide de potasse*. Nous ne savons pas si ces équivalences ne sont pas capables de produire des *désordres plus ou moins graves* dans l'économie.

Et M. Hugounenq cite l'analyse d'un vin saisi par le parquet de Saint-Affrique. On attribuait à l'usage de ce vin des accidents qui s'étaient traduits par des selles nombreuses, un sentiment d'âcreté à la gorge, des douleurs d'estomac et une céphalalgie intense. L'analyse avait signalé dans ce vin la proportion énorme de 8 gr. 23 de sulfate de potasse.

L'éveil était donné. L'attention se porta de nouveau sur les vins plâtrés, les plaintes se produisirent, la justice resta indécise, des jugements contradictoires furent rendus, si bien que M. le garde des sceaux, sollicité par les réclamations des négociants demandant que la jurisprudence fût fixée au sujet de la libre circulation et de la vente des vins plâtrés, adressa aux procureurs généraux la circulaire du 21 juillet 1858.

Il est important de faire remarquer que cette circulaire, dont se réclament les partisans du plâtrage sans limites, ne fait que rendre public l'avis récent du Comité consultatif d'hygiène. Comme lui, le ministre fait des réserves et se contente de décider que le plâtrage des vins ne tombe pas sous le coup de la loi.

Voici les termes de cette circulaire :

Paris, 21 juillet 1858.

MONSIEUR LE PROCUREUR GÉNÉRAL,

Dans plusieurs départements, on est dans l'usage d'ajouter une certaine quantité de plâtre (sulfate de chaux) au moût de raisin au moment de sa fermentation et de sa transformation en vin. Des craintes s'étant manifestées à l'occasion de cet usage, déjà ancien dans les vignobles du Midi, qui tend à se généraliser, S. E. le ministre de l'agriculture, du commerce et des travaux publics a cru devoir, dans l'intérêt de la santé publique, soumettre cette pratique à l'examen approfondi du Comité consultatif d'hygiène publique. Le résultat de ces études a été consigné dans un avis en date du 22 décembre 1856 dont voici les conclusions :

1° *Dans l'état actuel de nos connaissances, et d'après les données que nous possédons sur la matière*, ni l'analyse chimique, ni l'expérience directe n'autorisent à considérer le vin dans la préparation duquel on a fait intervenir le plâtre comme pouvant, dans l'usage, et comparativement au vin préparé par les autres procédés, apporter un trouble appréciable dans la santé ;

2° Il n'y a, *à ce point de vue*, aucune raison d'interdire la vente et la libre circulation de ce vin, qui ne saurait légalement être assimilé à aucune mixtion nuisible à la santé.

Il m'a semblé utile, Monsieur le Procureur général, de vous donner connaissance de cette solution scientifique, afin qu'elle puisse servir de règle aux magistrats de votre ressort dans les circonstances où le plâtrage des vins serait, à tort, assimilé à une mixtion prohibée par la loi comme nuisible à la santé des consommateurs.

1859. Poggiale. — L'année suivante, paraît un important travail de Poggiale dans lequel il rend compte de la mission qu'il a reçue du Conseil de santé des armées de procéder à des analyses de plusieurs échantillons de vins plâtrés et non plâtrés, provenant des départements de l'Hérault, du Var et des Pyrénées-Orientales (1). Poggiale procède pour ce travail comme l'avait indiqué M. Chancel, et se borne à comparer les résultats donnés par l'analyse des cendres de ces vins naturels ou plâtrés.

Dans les vins non plâtrés, il trouve une proportion de carbonate de potasse s'élevant de 1 gr. 363 à 1 gr. 869, le poids du sulfate de potasse étant de 0 gr. 367 et de 0 gr. 395 (2).

Dans les vins plâtrés, le carbonate de potasse fait défaut, mais la proportion de sulfate de potasse s'élève de 3 grammes à 7 gr. 38 par litre de vin.

Nous sommes bien loin, on le voit, des chiffres donnés dans le

(1) Poggiale. Analyse des vins plâtrés, essais de ces vins et dosage de l'acide sulfurique par la méthode des volumes. *Journal de pharmacie et de chimie*, 3e série, t. XXXVI, p. 164.

(2) Il est temps de faire justice d'une erreur qui s'est accréditée petit à petit, et qui a été habilement exploitée par les intéressés ; ceux-ci prétendent que la limite de 2 grammes de sulfate de potasse est dérisoire, puisque, d'après les analyses de Poggiale, certains vins *naturels* renferment jusqu'à 2 gr. 312 de ce sel ; malheureusement pour les partisans du plâtrage,

mémoire de MM. Bérard, Chancel et Cauvy (1 gr. 2 à 1 gr. 8), et par conséquent aussi de la prétendue innocuité des faibles doses de sulfate de potasse que ces auteurs admettent dans les vins plâtrés, par suite du défaut de leur première méthode expérimentale.

A la suite des expériences de Poggiale, le ministre de la guerre avait limité à 4 grammes par litre la proportion de sulfate de potasse à tolérer dans les vins destinés aux approvisionnements de l'armée. L'opinion sur l'innocuité du plâtrage fut naturellement ébranlée par les analyses de Poggiale, et ses conclusions opposées à celles des professeurs de Montpellier, ainsi que par la fixation à 4 grammes de la limite tolérée par l'administration de la guerre.

Vers la même époque, plusieurs conseils généraux (Hérault, Gard, Pyrénées-Orientales) émirent le vœu que la question du plâtrage du vins fût examinée de nouveau. MM. Eugène Delpont, propriétaire à Clermont (Hérault), Cazalis Allut, président de la Société centrale d'agriculture de l'Hérault et grand propriétaire, le baron de Rivière, l'un des plus importants viticulteurs du Midi, propriétaire à Saint-Gilles (Gard), protestent auprès du ministre contre le plâtrage des vins.

cet argument, qui est leur argument favori, repose sur une citation tronquée du mémoire de Poggiale.

L'auteur donne, en effet, page 165, l'analyse suivante :

	VINS DU VAR.	
	Non plâtrés.	Plâtrés.
	—	—
Sulfate de potasse.	2 gr. 312.	4 gr. 582.

Mais il ajoute aussitôt : *Cette analyse conduit à penser que ces deux échantillons de vins avaient été soumis au plâtrage, mais à un degré différent.*

Ainsi, pour Poggiale lui-même, l'analyse de ce vin censé naturel est considérée comme non avenue; et dans les autres analyses qu'il cite dans son mémoire, la teneur du vin naturel en sulfate de potasse est de 3 à 4 décigrammes, c'est-à-dire dans les limites trouvées par M. Marty, dans ses nombreuses analyses portant sur les vins des crus les plus divers. (Richard, rapport sur le plâtrage des vins. *Recueil des travaux du Comité consultatif d'hygiène publique*, t. XV, p. 366.)

1862. Bussy. — A la suite des réclamations des négociants de Cette et de Montpellier contre une décision du tribunal de Roanne condamnant à 500 francs d'amende et 5,000 francs de dommages, avec effusion sur la voie publique des vins plâtrés, le Comité consultatif d'hygiène fut saisi pour la deuxième fois de la question.

Dans un mémoire très détaillé (1), Bussy, son rapporteur, après avoir parlé des travaux de Poggiale relatifs au plâtrage, s'attache à en atténuer la portée, en calculant la quantité de sulfate de potasse que cette pratique peut introduire dans le vin, d'après sa teneur en bitartrate de potasse. Il suppose, par impossible, un vin renfermant 10 grammes de ce sel par litre, et il trouve, par le calcul des équivalents, que cette quantité de bitartrate ne pourrait engendrer que 4 gr. 68 de sulfate de potasse. Il rapporte une analyse comparative faite sur deux vins plâtrés, préparés dans le chaix de M. Marès, membre du conseil général de Montpellier. Cette analyse montre que, dans les deux vins naturels, la proportion de sulfate de potasse a été de 0 gr. 50 et de 0 gr. 56, celle du bitartrate étant de 3 gr. 35 et de 2 gr. 66. Mais, tandis que, dans le premier vin plâtré, le sulfate de potasse s'est élevé à 3 gr. 92 par l'action du plâtrage, en même temps que la proportion de bitartrate de potasse est descendue à 0 gr. 11, dans le second vin plâtré la proportion de sulfate de potasse *est restée la même*, alors que le bitartrate de potasse a été réduit à 0 gr. 36 sous l'influence du plâtrage. Il y a là évidemment une erreur d'analyse ou de copie. Le calcul sur la quantité de sulfate de potasse que peut engendrer le bitartrate de potasse contenu dans le vin, et les réflexions qui suivent, prouvent bien que les faits d'ordre chimique se rapportant au plâtrage ne sont pas encore connus à cette époque.

Le rapporteur, en citant la proportion de 7 gr. 38 de sulfate de potasse trouvée par Poggiale dans un vin des Pyrénées-Orien-

(1) Bussy. Rapport sur les vins plâtrés présenté, en août 1862, au Comité consultatif d'hygiène. *Recueil des travaux de ce Comité*, t. II, p. 249.

tales, pense que c'est un cas tout à fait exceptionnel; il en tire même cette conclusion que si ce vin a pu être consommé sans produire des accidents, il en sera ainsi de ceux qui renferment des doses moindres de ce sel. Il cite enfin l'expérience personnelle, faite, à leur insu, par tous les membres de sa famille. Mis, contre leur intention, et pendant plusieurs mois, à l'usage du vin plâtré, on n'a observé aucun changement dans l'état général de santé. Il est important de faire remarquer que Bussy ne donne aucun renseignement sur la composition du vin consommé, ni sur sa teneur en sulfate de potasse, ce qui diminue incontestablement la valeur de l'expérience.

Le Comité adopte les conclusions de son rapporteur, qui sont les suivantes : « Les faits et renseignements analysés dans le présent rapport, ne paraissent pas à la Commission de nature à modifier l'opinion qu'elle a précédemment exprimée sur la question des vins plâtrés. »

En même temps, le Comité émet le vœu que l'Administration soit invitée à recueillir avec une attention soutenue, comme elle l'a fait jusqu'ici, les faits et renseignements qui pourraient se produire encore.

Évidemment la question n'était pas jugée.

L'avis des membres de la Commission ne fut pas unanime cependant, et l'un d'eux, Michel Lévy, protesta énergiquement contre l'immunité accordée aux vins plâtrés, par une note qui fut insérée dans le rapport (1).

(1) 1° « Le plâtrage, de l'avis de ceux qui le pratiquent, s'applique à des vins qui, sans l'emploi de ce moyen, ne pourraient pas arriver jusqu'aux consommateurs, tant ils sont mauvais et prompts à s'altérer; les propriétaires ne plâtrent pas le vin qu'ils retiennent pour leur consommation.

2° « Le plâtrage a pour effet d'aviver la couleur de ces vins, d'augmenter leur vinosité, de faciliter leur conservation.

3° « Les vins plâtrés n'ont plus l'un des éléments les plus caractéristiques de la composition naturelle des vins, le tartrate de potasse; et ce sel utile y est remplacé par le sulfate de potasse, sel purgatif et irritant, qui n'est pas même employé en thérapeutique.

4° « Si l'on objecte que l'usage des vins plâtrés n'a pas donné lieu à des plaintes ni à des accidents bien définis, je répondrai : qu'en Afrique, les

III

La question du plâtrage élucidée par les travaux de Bussy et Buignet, et ceux de M. Chancel.

On peut se demander si cette protestation d'un hygiéniste aussi éminent que Michel Lévy, appuyée sur les expériences contradictoires de Poggiale, chimiste aussi habile que consciencieux, ne firent pas naître des doutes dans l'esprit de Bussy sur la valeur des conclusions du mémoire de MM. Bérard, Chancel et Cauvy, le seul qui fît autorité jusqu'alors. Ces chimistes, nous le rappelons, s'étaient basés sur l'analyse des cendres du vin pour expliquer l'action du plâtre sur ce liquide. Mais la calcination de l'extrait et des cendres ne pouvait-elle pas faire disparaître certaines combinaisons qui existaient dans le vin plâtré? Bussy résolut de reprendre cette question et, avec le concours de Buignet, dont l'habileté était bien connue, il se livra à de nouvelles recherches et dans des conditions d'expérimentation différentes.

1865. Bussy et Buignet (1). — Ces savants constatent tout

médecins militaires lui ont attribué une action irritante, se traduisant par des diarrhées; qu'il est difficile de suivre au loin les effets réels de la consommation de ces vins et de les préciser dans la complexité des effets du régime général des populations; mais que pas un médecin éclairé n'admettra qu'il soit indifférent d'introduire, dans leur régime journalier, une boisson pouvant contenir de 2 à 6 grammes de sulfate de potasse par litre.

5° « S'il n'existe pas *dès aujourd'hui* de motifs suffisants pour interdire le plâtrage d'une manière absolue, il y a lieu de fixer une limite quantitative de plâtre et partant de sulfate de potasse à tolérer dans les vins; et d'exiger que ces vins ne puissent être confondus avec les vins naturels qui conservent leur tartrate de potasse, et qu'à l'avenir ils ne puissent se vendre que sous la dénomination de *vins plâtrés*.

« Nous estimons que, sans cette indication qui éclaire le consommateur sur la valeur de ce qu'il achète, il y a tromperie sur la qualité de la marchandise vendue. » (Michel Lévy. *Loc. cit.*)

(1) Bussy et Buignet. Recherche sur l'action réciproque de la crème de tartre et du sulfate de chaux, pour servir à l'étude des vins plâtrés. *Journal de pharmacie et de chimie*, 4e série, t. I, p. 161.

d'abord que des doutes ont été émis sur la complète innocuité du plâtrage, et que les travaux publiés dans le but d'éclairer l'Administration, les chambres de commerce et les tribunaux sur la composition des vins plâtrés, sont loin d'avoir résolu toutes les difficultés. Pour faciliter leurs recherches, au lieu d'opérer sur le vin, ils font réagir, dans des proportions exactement équivalentes, du sulfate de chaux pur et du bitartrate de potasse pur dans de l'eau alcoolisée à 10 p. 100. Dans ces conditions, et après réaction complète, ils observent :

1° Que le degré acidimétrique du liquide ne change pas;

2° Que le précipité insoluble est formé en totalité par du tartrate neutre de chaux.

Le liquide renfermait donc la totalité de l'acide sulfurique provenant du sulfate de chaux, la totalité de la potasse du bitartrate, et la moitié de l'acide tartrique. Restait à savoir comment ces trois corps se trouvaient combinés entre eux.

En concentrant la liqueur séparée du tartrate de chaux par le filtre, et la traitant par l'alcool absolu, Bussy et Buignet ont obtenu un précipité cristallin constitué par un mélange de sulfate et de bitartrate de potasse. Le liquide alcoolique renfermait de l'acide sulfurique et de l'acide tartrique ; ces deux acides dont la présence a été nettement caractérisée, étaient tous les deux à l'état de liberté.

Les auteurs ont répété plusieurs fois ces expériences, et chaque fois ils ont pu constater dans le liquide alcoolique la présence de l'acide sulfurique libre. L'expérience directe, faite sur du sulfate acide de potasse en dissolution, leur a montré que, comme précédemment, l'alcool décompose le sulfate acide et retient en dissolution environ deux tiers d'équivalent d'acide sulfurique, à l'état libre, l'autre tiers restant dans le dépôt à l'état de sulfate acide.

Bussy et Buignet en concluent que l'acide sulfurique libre, dont ils ont constaté la présence, provenait de la décomposition du sulfate acide de potasse par l'alcool, et que, par conséquent, l'acide sulfurique existait réellement dans la solution primitive à l'état de sulfate acide de potasse, et l'acide tartrique à l'état de bitartrate.

D'autre part, en mélangeant dans le même état de dilution que précédemment des quantités équivalentes d'acide tartrique et de sulfate neutre de potasse, l'addition directe de quatre volumes d'alcool détermine, au bout d'un certain temps, la formation d'un dépôt cristallin de bitartrate de potasse. Or, ce composé n'a pu se produire et se déposer sans qu'il se soit formé une quantité correspondante de sulfate acide.

La concentration ou la chaleur n'intervenaient donc pas dans les expériences précédentes pour déterminer la formation de sulfate acide de potasse; ce sel existe bien réellement dans la liqueur alcoolique après la réaction du sulfate de chaux sur le bitartrate de potasse.

La conséquence la plus importante qui se dégage des expériences de Bussy et Buignet, la seule que nous voulions retenir, est la suivante:

La réaction a lieu entre des quantités équivalentes de bitartrate de potasse et de sulfate de chaux. Ce dernier est entièrement décomposé: toute la chaux est changée en tartrate neutre dont la plus grande partie se précipite; la totalité de l'acide sulfurique passe dans le liquide alcoolique où il se trouve à l'état de *sulfate acide de potasse*, l'excès de potasse se trouvant combiné à l'état de bitartrate.

Si l'on ajoute une plus forte proportion de sulfate de chaux, l'excès ne prend aucune part à la réaction; on le retrouve inaltéré, partie à l'état de solution dans le liquide (environ 0 gr. 8 par litre), partie à l'état insoluble dans le dépôt.

On est autorisé à penser, ajoutent Bussy et Buignet, que dans le plâtrage du vin, soit à la cuve, soit sur le vin lui-même, des réactions analogues se passent entre le bitartrate de potasse du vin et le sulfate de chaux ajouté.

L'importance de ce travail n'échappera à personne. La question du plâtrage entre dans une phase nouvelle. Ce n'est plus, comme le pensaient MM. Bérard, Chancel et Cauvy, un mélange de sulfate neutre de potasse et d'acide tartrique libre que le plâtrage introduit dans le vin, mais bien un mélange de bitartrate de potasse et de *sulfate acide de potasse*, sel qui représente un demi-équivalent de sulfate neutre, plus un demi-équivalent d'acide sulfurique libre.

On comprend que cette différence mérite d'être signalée, surtout au point de vue de l'hygiène.

1866. Chancel. — En même temps que Bussy et Buignet, M. Chancel poursuivait des recherches analogues sur la constitution chimique des vins et les phénomènes de la vinification. Dans un mémoire remarquable et des plus intéressants (1), répondant à celui de Bussy et Buignet, il prouve que l'on se trouverait conduit à des résultats bien erronés si l'on voulait juger la question du plâtrage tel qu'il est réellement pratiqué, d'après les données fournies par l'étude de l'action du plâtre sur les vins faits ou sur une solution alcoolisée de bitartrate de potasse.

« L'expérience démontre, dit-il, que la quantité de raisins qui donne un litre de vin, contient environ 8 ou 9 grammes de bitartrate de potasse. Le vin obtenu ne renferme cependant que 2 grammes à 2 gr. 50 de ce sel par litre ; une grande quantité de bitartrate reste donc dans le marc.

« Quand on met le plâtre en contact avec le vin fait (plâtrage au tonneau), on le fait réagir sur un liquide simplement saturé de bitartrate de potasse. Ce sel est alors transformé en tartrate neutre de chaux, qui se précipite, et l'acide tartrique libre reste en dissolution, ainsi que toute la potasse à l'état de sulfate neutre. Dans ces conditions, il ne peut y avoir de changement dans le degré acidimétrique du vin.

« Lorsque, au contraire, on ajoute le plâtre à la vendange, on le fait réagir sur une solution qui, à mesure que la réaction précédente s'effectue, peut puiser dans le marc de nouvelles quantités

(1) Chancel. Étude de la composition des vins et des procédés de vinification (in *Mémoires de l'Académie des sciences et Lettres de Montpellier*, (1866).

de bitartrate de potasse. Il est donc évident que les deux résultats ne sauraient être identiques. »

M. Chancel admet que la réaction finale peut être interprétée, comme l'ont indiqué Bussy et Buignet, par la présence simultanée dans le vin plâtré de bitartrate et de sulfate acide de potasse. Il démontre par ses expériences que le sulfate neutre de potasse diminue la solubilité du bitartrate de potasse, tandis que cette solubilité augmente de plus de moitié en présence du sulfate acide de potasse. Ceci est une nouvelle preuve de la présence de ce corps dans les vins plâtrés, et permet de comprendre pourquoi ces vins laissent déposer dans les tonneaux des quantités de tartre au moins égales à celles qu'abandonnent les vins naturels.

Ces faits donnent l'explication des proportions considérables de sulfate de potasse trouvées par certains chimistes (Poggiale, Hugounenq, etc.) dans les vins plâtrés, et de l'augmentation du degré acidimétrique de ces vins, qui a pour effet d'en aviver considérablement la couleur.

Il nous paraît utile de reproduire les conclusions de cet important travail qui éclaire définitivement la question du plâtrage des vins.

En résumé, dit M. Chancel, on peut conclure que le plâtrage, tel qu'il est communément pratiqué, c'est-à-dire à la cuve, produit les effets suivants :

1° Il clarifie et augmente les chances de conservation des vins, en précipitant par une action toute mécanique les substances altérables en suspension ;

2° Il fait passer du marc dans le vin la moitié de l'acide tartrique qui, sans son intervention, resterait dans le marc à l'état de tartre.

3° Il introduit dans le vin la presque totalité de la potasse qui se trouve dans le marc à l'état de tartre ; cette base est combinée dans le vin, partie à l'état de bitartrate, partie à l'état de sulfate acide de potasse.

4° Il élève le degré acidimétrique du vin, et par là avive la couleur et en assure la stabilité.

5° Enfin, il donne plus de résistance au vin vis-à-vis des ferments qui les altèrent.

Désormais la lumière est faite, la cause est jugée, les chimistes du Midi se sont mis d'accord avec les chimistes du Nord ; l'acide sulfurique, introduit par le sulfate de chaux existe bien dans le vin à l'état de *sulfate acide*, et cet acide sulfurique contribue pour une part importante à l'acidité des vins plâtrés. C'est là le point capital de la question.

On conçoit dès lors qu'au point de vue de l'hygiène le plâtrage des vins ne puisse plus être considéré comme une pratique absolument inoffensive, malgré les avantages incontestables que le commerce peut en retirer. « Nous n'avons sur le plâtrage des vins, dit Buignet, répondant à M. Chancel, aucune idée préconçue. Mais il y aurait à se méfier de ces plâtrages à outrance, faits à la cuve, qui ont pour conséquence, en décomposant le tartre du marc, d'introduire dans le vin trois ou quatre fois plus de potasse et d'acide sulfurique que n'en contiendrait le vin naturel. Car, s'il est possible que le sulfate acide de potasse soit supporté sans inconvénient à la dose d'un demi-gramme, ou d'un gramme, il n'en serait pas nécessairement de même pour une quantité de ce sel trois ou quatre fois plus considérable. C'est là que pourrait être l'écueil du procédé (1). »

Nous allons voir que les conseils d'hygiène ne vont pas tarder à envisager ainsi la question.

(1) *Journal de pharmacie et de chimie*, 4e série, t. I, p. 354.

IV

La question du plâtrage depuis les travaux de Bussy et Buignet et de M. Chancel.

L'Administration de la guerre, éclairée par les avis du Conseil de santé des armées, modifia la première la décision qu'elle avait prise en 1858. Elle décida, le 16 août 1876, que les vins admis dans les fournitures de l'armée ne devraient contenir que 2 grammes au maximum de sulfate de potasse par litre. Cette décision, qui ne liait cependant que l'Administration de la guerre, fut invoquée par certains tribunaux, lesquels prononcèrent des condamnations, tandis que d'autres accordaient aux vins plâtrés l'immunité que leur reconnaissait la circulaire du Ministre de la justice, du 21 juillet 1858.

Cependant des plaintes s'élevaient, des faits étaient relevés à la charge du plâtrage. M. Huet, de Clermont-Ferrand, signala les désordres causés par l'usage d'un vin contenant 3 gr. 36 de sulfate de potasse. M. Lugan, d'Orbec (Calvados) publia un cas d'intoxication causée par l'usage d'un vin renfermant 6 gr. 22 de sulfate de potasse (1). La Cour d'appel de Grenoble, confirmant un jugement du tribunal correctionnel de Vienne, condamna un marchand de vins convaincu d'avoir vendu des vins fuchsinés et fortement plâtrés. Nous trouvons un jugement rendu par le tribunal de Melun condamnant l'exagération du plâtrage, et ce jugement fut confirmé par la Cour de Paris. D'autre part, le tribunal de Montargis, dans l'affaire des époux Farvault et malgré les assertions du médecin expert, le Dr Huette, qui attribuait les désordres éprouvés par ses clients à l'usage d'un vin renfermant 4 grammes de sulfate de potasse par litre, le tribunal de Montargis, et il ne fut pas le seul, s'inspirant de la circulaire ministérielle du

(1) G. Lugan. Accidents occasionnés par l'usage d'un vin plâtré. *Année médicale, Journal de la Société de médecine de Caen et du Calvados*, 2e année, 1877, mois de juin.

21 juillet 1858, crut devoir admettre l'innocuité des vins plâtrés.

1879. Legouest. — Le Comité consultatif d'hygiène publique fut saisi à nouveau de la question d'innocuité ou de nocivité des vins plâtrés. Cette fois le Comité va juger en pleine connaissance de cause : sa décision sera nécessairement la conséquence des travaux qui se sont produits depuis 1862.

Notre collègue, M. Legouest, dans un remarquable rapport dont les conclusions ont été adoptées à l'unanimité (1), fait parfaitement ressortir les raisons qui vont modifier l'opinion du Comité.

« La Commission considère, dit-il, que les plaintes dont les vins plâtrés ont été l'objet, peuvent être ajoutées, comme un nouvel appoint, à celles que l'usage de ces vins a déjà provoquées et à l'opinion tendant chaque jour à se modifier sur l'innocuité, au point de vue hygiénique, du plâtrage des vins.

« En théorie, l'usage journalier et plus ou moins large de vin contenant une certaine quantité de sulfate de potasse, sel aujourd'hui rejeté de la thérapeutique comme un des pires purgatifs de la matière médicale, ne peut exercer qu'une fâcheuse influence sur les voies digestives.

« Des observations datant de 1865 ont démontré que le plâtrage introduit dans le vin non pas seulement du sulfate neutre de potasse, comme on l'admettait généralement, mais encore du *sulfate acide de potasse.* Or, si l'on est édifié sur l'action thérapeutique du sulfate neutre de potasse, on est loin d'être aussi bien renseigné sur l'action que peut exercer, *à l'intérieur*, le sulfate avec excès d'acide sulfurique, sel caustique et d'une saveur acide intolérable lorsqu'il est en dissolution concentrée. Nous apprécions donc plus exactement aujourd'hui que par le passé les modifications apportées au vin par le plâtrage, et *nous sommes fondés à nous prémunir contre le plâtrage à fond* qui a pour conséquence de donner naissance à des quantités proportion-

(1) Legouest. Rapport sur les vins plâtrés présenté au Comité consultatif d'hygiène de France. *Recueil des travaux du Comité*, t. VIII, p. 340.

nelles d'un sel (sulfate acide de potasse) qui, par lui-même et en dehors de toute autre circonstance, doit agir sur l'économie avec une plus grande énergie et peut-être d'une autre manière que le sulfate neutre. »

Le rapporteur parle de la difficulté de l'observation médicale. Les indispositions causées par l'usage des vins plâtrés, ordinairement peu graves, sont de celles que l'on traite soi-même ; et ce n'est que lorsqu'elles ont disparu avec l'usage du vin, que l'on songe à la cause.

« En présence des incertitudes de la pratique médicale manquant d'observations dûment relevées, en l'absence d'expérimentations difficiles sinon impossibles à instituer, les conclusions de votre Commission, dit M. Legouest, ne peuvent être tirées, en ce qui touche la nocuité des vins plâtrés, que de présomptions scientifiques fondées sur l'action du sulfate de potasse, sel que ces vins renferment. Ces présomptions sont-elles assez près de la conviction pour motiver la proposition de *rapporter en son entier* la circulaire du 21 juillet 1858, ou suffisent-elles simplement à justifier la *proposition moins absolue de limiter la quantité de sulfate de potasse à tolérer* dans les vins plâtrés, déconsidérant aux yeux du public, par une fixation maxima de ce sel, le plâtrage des vins, et dirigeant ainsi les efforts de l'industrie vinicole vers des procédés de fabrication incontestablement innocents? C'est à ce dernier avis que votre Commission s'est rangée. »

Le Comité consultatif d'hygiène, adoptant, à l'unanimité, dans la séance du 12 mai 1879, le rapport de M. Legouest, émit l'avis :

1° Que *l'immunité absolue* des vins plâtrés ne devait plus être officiellement admise;

2° Que la présence du sulfate de potasse dans le vin, quelle qu'en soit l'origine, ne devait être tolérée que dans la *limite maxima de 2 grammes par litre.*

Nous devions nous appesantir sur le travail de notre éminent collègue, M. Legouest, parce qu'il répond victorieusement au reproche fait au Comité d'avoir changé d'opinion. Or, les raisons développées dans le rapport sont péremptoires et, comme précédemment, le Comité a tenu compte des nécessités de l'industrie vinicole, et n'a pas cru devoir demander une proscription absolue. Nous verrons d'ailleurs que son opinion n'a plus varié.

La décision prise par le Comité consultatif d'hygiène n'avait pas encore reçu la sanction de l'autorité administrative, et cependant elle était acceptée et allait être adoptée dans un pays voisin. Les autorités du canton de Zurich ayant manifesté l'intention d'interdire dans une certaine mesure la vente des vins plâtrés, le vice-consul de France adresse de ce chef une réclamation au ministre de l'agriculture et du commerce qui, à son tour, pose au Comité consultatif d'hygiène les questions suivantes :

Le plâtrage doit-il être *absolument prohibé*, ou peut-il être toléré?

La *tolérance* peut-elle être *absolue*, ou doit-elle être maintenue dans de certaines limites?

1880 (mai). Gallard. — Par l'organe de son rapporteur, notre regretté collègue, le Dr Gallard (1), le Comité rappelle que, au point de vue administratif, on est toujours sous le régime de la tolérance absolue. Cependant le Comité a demandé tout récemment de réduire cette tolérance à 2 grammes de sulfate de potasse par litre, mais l'autorité administrative n'a pas encore sanctionné la décision du Comité. Il conclut que le vice-consul de France ignorait cette décision du Comité, tandis que les autorités de Zurich étaient au contraire en conformité parfaite avec l'avis qu'il avait exprimé. Le rapporteur, après avoir rappelé le travail de Bussy et Buignet et les motifs invoqués par M. Legouest, ajoute :

« Il n'en faut pas davantage pour que l'hygiène ait le *droit* d'intervenir, et le *devoir* de signaler les inconvénients qui peuvent

(1) Gallard. Rapport sur le plâtrage des vins, fait au Comité consultatif d'hygiène de France, le 30 mai 1880. *Recueil des travaux du Comité*, t. X, p. 314.

résulter de l'emploi des vins contenant du *sulfate acide de potasse* (1). »

Le rapporteur aurait pu répondre à l'objection du vice-consul de Zurich, au sujet de l'augmentation présumée des sulfates par le fait du soufrage de la vigne, par le travail récent de M. Martin Barbet sur cette question, dont la conclusion fait ressortir que la proportion maxima de sulfate de potasse, trouvée dans les vins de la Gironde, n'a pas dépassé 0 gr. 449 par litre.

Comme conclusion, le Comité confirme sa décision du 12 mai 1879, dont il reproduit le texte et, devenant plus pressant, il demande à M. le ministre de l'agriculture et du commerce de vouloir bien transmettre cette décision à M. le garde des sceaux, ministre de la justice, pour concerter avec lui les mesures qu'il conviendrait de prendre afin d'empêcher la vente de vins contenant une quantité de sulfate de potasse supérieure à celle de 2 grammes par litre qui seule doit être tolérée.

Le 27 juillet 1880, satisfaction était enfin donnée au Comité et à l'hygiène par la circulaire du ministre de la justice, dont nous reproduisons le texte :

Circulaire de M. Cazot, garde des sceaux, ministre de la justice, aux procureurs généraux, relative au plâtrage des vins.

Paris, 27 juillet 1880.

MONSIEUR LE PROCUREUR GÉNÉRAL,

A la suite de diverses décisions judiciaires relatives à la vente des vins plâtrés, un de mes prédécesseurs avait exprimé à M. le ministre de l'agriculture et du commerce le désir que de nouvelles expériences fussent faites à l'effet d'établir si, dans l'état actuel de la science, l'immunité accordée aux vins plâtrés par la circulaire du 21 juillet 1858 pouvait être maintenue.

(1) Ce passage du rapport de M. Gallard, et d'autres que nous aurions pu citer, démontrent que les allégations de M. le Dr Bourdel ne sont pas complètement exactes lorsqu'il dit que « M. Gallard ne fait aucune réserve ni aucune incrimination au point de vue de l'hygiène, ni du danger pour la santé des personnes buvant habituellement des vins plâtrés ». (Dr A. Bourdel. *Du plâtrage des vins*, 1888, p. 8.)

Saisi de l'examen de la question, le Comité consultatif d'hygiène publique de France a émis l'avis :

1° Que l'immunité absolue dont jouissent les vins plâtrés en vertu de la circulaire du ministre de la justice en date du 21 juillet 1858, ne doit plus être officiellement admise ;

2° Que la présence du sulfate de potasse dans les vins du commerce, qu'elle résulte du plâtrage du moût, du mélange du plâtre ou de l'acide sulfurique au vin, ou qu'elle résulte du coupage de vins non plâtrés avec des vins plâtrés, ne doit être tolérée que dans la limite de 2 grammes par litre.

En portant cet avis à ma connaissance, mon collègue de l'agriculture et du commerce m'informe qu'il y adhère complètement.

L'immunité résultant des dispositions précitées devra être restreinte en conséquence, c'est-à-dire qu'il y a lieu désormais, pour les parquets, de poursuivre, en vertu des lois sur la falsification, le commerce des vins contenant une quantité de sulfate de potasse supérieure à celle de 2 grammes par litre, laquelle peut seule être tolérée sans danger pour la santé des consommateurs.

Recevez, etc.

Signé : Cazot.

Des réclamations ne tardèrent pas à surgir, comme il était à prévoir, de la part des négociants intéressés. Ceux-ci demandèrent d'abord à écouler les vins en cave, faits d'après les usages antérieurs. Satisfaction leur fut donnée par la lettre du garde de sceaux, en date du 1er septembre 1880, invitant les procureurs généraux à surseoir pendant six mois à l'exécution de la circulaire du 27 juillet.

Enhardis par ce premier résultat, le conseil général de l'Hérault et onze chambres syndicales de commerce demandent au ministre de faire rapporter la circulaire du 27 juillet 1880, alléguant que l'innocuité du plâtrage a été reconnue autrefois par le Comité consultatif d'hygiène lui-même, qui avait admis une tolérance entière, absolue.

Pourquoi donc reviendrait-il sur cette décision ancienne, maintenant que l'habitude du plâtrage *s'était généralisée ?*

L'*interdiction* qu'il vient de proposer aurait pour effet non seulement de nuire au commerce intérieur, mais encore d'empêcher l'introduction en France des vins étrangers d'Espagne, d'Italie, de Grèce où le plâtrage est pratiqué sur une grande échelle.

1880 (*novembre*). *Gallard.* — La question est portée encore une fois devant le Comité consultatif d'hygiène. Dans son nouveau rapport (1), Gallard établit d'abord que les raisons qui ont déterminé le Comité à modifier son opinion sont longuement développées dans les rapports de M. Legouest et dans celui du 30 mai dernier ; qu'il ne s'agit pas de l'*interdiction absolue* du plâtrage, mais seulement de sa réglementation ; que le Comité a fait une très large part aux besoins du commerce et de la production vinicole en admettant la tolérance de 2 grammes par litre, tolérance qu'il aurait pu parfaitement réduire encore.

« Quant à la question du commerce d'importation, dit le rapporteur, agitée par les réclamants, il va sans dire que cette tolérance limite pèserait sur les vins étrangers aussi bien que sur les vins français. Remarquons du reste que les pays avec lesquels nous sommes en relations commerciales, paraissent très disposés à entrer dans la voie tracée par le Comité, en n'admettant pas une tolérance plus grande que celle qu'il a conseillée.

« Le contraire aurait lieu, et notre commerce d'exportation pourrait se trouver menacé si nous avions, de par le monde, la réputation d'altérer la qualité de nos vins et de les rendre nuisibles en y introduisant par le plâtrage à outrance une quantité excessive de sulfate de potasse. Il importe donc, *dans l'intérêt même de notre industrie nationale*, que l'opinion contraire s'établisse et que l'on sache que le Gouvernement veille avec le plus grand soin à ce que les vins français soient toujours parfaitement purs et salubres. »

Le Comité, dans sa séance du 22 novembre 1880, adopte les conclusions de son rapporteur, maintient sa décision du 30 mai dernier, et émet le vœu que la tolérance absolue accordée par

(1) Rapport sur le plâtrage des vins, fait au Comité consultatif d'hygiène de France, le 22 novembre 1880. *Recueil des travaux du Comité*, t. X, p. 319.

M. le garde des sceaux, ne soit pas prolongée au delà du mois d'août suivant.

L'application de la circulaire du 27 juillet 1880, provisoirement suspendue dans l'intérêt du commerce des vins, n'a pas encore été faite. Il fut décidé entre le ministre de la justice et celui de l'agriculture et du commerce qu'elle resterait suspendue jusqu'à ce qu'une enquête et une nouvelle étude de la question permît de prendre une mesure définitive. Avant d'aborder cette enquête qui a eu lieu en 1884, nous devons parler de travaux très intéressants dus à M. le Dr Magnier de la Source.

1881. Magnier de la Source. — Dans un premier mémoire (1), ce consciencieux chimiste, bien connu par ses nombreuses et patientes recherches sur l'analyse des vins, vérifie de nouveau les faits énoncés dans les travaux de Bussy et Buignet et de M. Chancel. Il reconnaît que si l'explication donnée primitivement par M. Chancel était vraie, elle ne serait vraie qu'au début de la fermentation, mais que fatalement la réaction indiquée par Bussy et Buignet devrait se produire à son tour par l'action de l'acide tartrique libre sur le sulfate neutre de potasse, surtout en présence de l'alcool. Les vins plâtrés renferment donc *toujours* du *sulfate acide de potasse*, ce que l'auteur a constaté en répétant l'expérience de Bussy et Buignet.

M. Magnier de la Source reconnaît les avantages commerciaux du plâtrage, en signale les inconvénients et ajoute :

« En présence des inconvénients qui résultent du plâtrage, *et surtout du plâtrage exagéré*, il convient d'engager les propriétaires à mieux doser qu'ils ne l'ont fait jusqu'ici, pour la plupart, les proportions de plâtre à introduire dans leurs cuves, et à soumettre au contrôle de l'expérience les procédés d'acidification que divers auteurs ont indiqués comme susceptibles de remplacer le plâtrage.

« Le jour où ces questions seront définitivement résolues, l'au-

(1) Magnier de la Source. Le plâtrage des vins, ses avantages, ses dangers. *Répertoire de pharmacie* et *Journal de chimie médicale*, t. IX (nouvelle série), p. 357.

teur souhaitera de voir disparaître *complètement* l'habitude de plâtrer les vins; mais tant que les viticulteurs ne sauront pas au juste à quoi s'en tenir sur la valeur pratique des procédés qu'on leur conseille d'employer, *le plâtrage limité* présentera toujours des avantages assez sérieux pour faire oublier ses inconvénients. »

M. Magnier de la Source a voulu se rendre compte du degré de plâtrage des vins de la consommation courante à Paris. Il a dosé le sulfate de potasse contenu dans 200 échantillons de vins provenant soit de l'entrepôt général, soit de l'entrepôt de Bercy : vins de coupage, prêts à être livrés à la consommation. Voici les résultats qu'il a obtenus et le classement qu'il adopte selon la proportion de sulfate de potasse trouvée :

1° *Vins non plâtrés* (sulfate de potasse ne dépassant pas 0 gr. 595 par litre) : 8 échantillons, soit 4 p. 100 seulement;

2° *Vins légèrement plâtrés* (sulfate de potasse ne dépassant pas 1 gr. 859 par litre) : 78 échantillons, soit 39 p. 100.

3° *Vins fortement plâtrés* (sulfate de potasse ne dépassant pas 2 gr. 974 par litre) : 80 échantillons, soit 40 p. 100.

4° Enfin *vins réellement dangereux* (proportion de sulfate de potasse comprise entre 2 gr. 974 et 5 gr. 948) : 34 échantillons, soit 17 p. 100. Dans cette dernière catégorie, neuf échantillons renfermaient plus de 4 grammes de sulfate de potasse.

Ainsi, M. le Dr Magnier de la Source, dont les partisans du plâtrage invoquent volontiers l'autorité, ne reconnaît comme vins naturels que ceux qui ne renferment pas plus de 0 gr. 6 (0,595) de sulfate de potasse; les vins légèrement plâtrés ne doivent pas atteindre 2 grammes (1,859); les vins renfermant 3 grammes de sulfate de potasse (2,974) ne doivent pas, d'après lui, causer de *sérieuses inquiétudes*, ce qui ne veut pas dire qu'ils soient absolument inoffensifs; enfin il estime qu'au-dessus de 3 grammes de sulfate de potasse par litre (et cette dose peut s'élever jusqu'à 6 grammes), l'usage continu de pareils vins peut être considéré comme présentant de *sérieux inconvénients*.

Nous sommes absolument d'accord avec M. le Dr Magnier de

la Source quant à la proportion de sulfate de potasse à admettre pour les vins naturels, et quant à la dose maxima que l'hygiène permet de tolérer dans les vins plâtrés.

1884. Magnier de la Source. — Dans un second travail (1), M. Magnier de la Source s'est efforcé de réduire le problème du plâtrage à ses termes les plus simples, en plâtrant avec du sulfate de chaux, chimiquement pur, un vin de composition parfaitement définie.

Déux lots de raisin noir, provenant de Sarragosse (Espagne), ont été abandonnés à la fermentation, l'un sans addition de corps étrangers, l'autre additionné de 100 grammes de sulfate de chaux pur. Voici les principaux résultats de l'analyse comparée de ces deux vins :

	VIN	
	Non plâtré.	Plâtré.
Couleur	Jaunâtre.	Rouge vif intense.
Extrait sec (à 100 degrés)	23 gr. 30	27 gr. 30
Cendres. partie insoluble	0 gr. 66	0 gr. 61
Cendres. partie soluble	2 gr. 06	5 gr. 38
La partie soluble des cendres renfermait :		
Carbonate de potasse	1 gr. 29	0 gr. 17
Sulfate de potasse	0 gr. 41	5 gr. »

En examinant la composition des cendres, M. Magnier de la Source tire d'intéressantes déductions qu'il serait trop long de développer ici. Nous nous contenterons de faire remarquer :

Que l'analyse du vin normal a donné dans les cendres, 1 gr. 288 de carbonate de potasse contre 0 gr. 412 de sulfate de potasse.

Que dans le vin plâtré, au contraire, on a constaté dans les cendres la présence de 5 grammes de sulfate de potasse contre 0 gr. 17 de carbonate alcalin.

(1) Magnier de la Source. De l'influence du plâtrage sur la composition et les caractères chimiques du vin. *Journal des connaissances médicales*, 1884, 10 et 17 janvier, p. 11 et 21.

Voici d'ailleurs les conclusions de ce travail :

1°) Le plâtrage modifie *certains caractères chimiques* de la matière colorante des vins :

2°) Il a pour effet de décomposer et de transformer en sulfate de potasse, non seulement le bitartrate de potasse, mais des combinaisons organiques neutres de potassium qui existent en proportion très notable dans le raisin parvenu à maturité complète.

3°) Pratiqué avec du sulfate de chaux *pur*, le plâtrage n'augmente pas sensiblement la proportion de sels de chaux qui restent en dissolution.

4°) Par une réaction secondaire, le plâtrage *met en liberté de l'acide sulfurique* dans les vins suffisamment riches en alcool et en acide tartrique.

5°) L'usage prolongé d'un vin fortement plâtré pouvant présenter de sérieux inconvénients, *soit à cause de la proportion élevée du sulfate de potasse, soit en raison de l'acide sulfurique*, il est très désirable de voir réglementer plus qu'on ne l'a fait jusqu'ici la pratique du plâtrage.

V

La question du plâtrage devant l'enquête faite par le ministre du commerce.

1884. Enquête générale faite par le ministre du commerce. — Nous arrivons maintenant à l'enquête générale prescrite en 1884 par M. le ministre du commerce, par l'intermédiaire des préfets, auprès des chambres de commerce, des chambres syndicales du commerce des vins et spiritueux, des chambres consultatives, d'agriculture, des comices et des diverses associations agricoles, enfin des conseils d'hygiène et de salubrité.

Les documents recueillis au cours de cette enquête ont été

communiqués au Comité consultatif d'hygiène publique et soumis à son appréciation, dans le but de savoir s'ils étaient de nature à modifier les avis que cette savante assemblée avait exprimés antérieurement sur la question.

Nous trouvons dans un rapport des plus intéressants, fait à ce Comité par M. le Dr Richard, professeur agrégé à l'École du Val-de-Grâce, des renseignements qui ont une grande valeur et que nous croyons indispensables de reproduire (1).

Le dossier de l'enquête se compose de 652 pièces.

102 des corps consultés se sont déclarés incompétents sur la matière et s'en rapportent, pour la solution démandée, aux opinions qu'auront manifestées, soit les conseils d'hygiène, soit le comité, soit d'autres assemblées scientifiques.

550 ont exprimé un avis, et, sur ce nombre :

47 concluent à la prohibition absolue du plâtrage, à quelque dose que ce soit;

386, c'est-à-dire 70 p. 100, réclament le maintien de la fixation maxima à 2 grammes par litre de sulfate de potasse toléré;

6 demandent qu'elle soit portée à 2 gr. 50;

10 — — à 3 grammes;

18 — — à 4 grammes;

56 demandent qu'il ne soit apporté aucune restriction à la pratique du plâtrage;

Enfin, 27 sont favorables à cette même liberté, mais exigent que le vendeur déclare à l'acheteur la quantité de sulfate de potasse contenue dans son vin et inscrive la mention « *vin plâtré* » sur les récipients.

En somme, on constate 433 avis favorables et 117 avis opposés au maintien des dispositions de la circulaire ministérielle du 27 juillet 1880.

(1) Richard. Rapport sur le plâtrage des vins, présenté au Comité consultatif d'hygiène publique, le 15 juin 1885. *Recueil des travaux du Comité*, t. XV, p. 363.

Le classement par groupe donne les résultats suivants :

1° Sur les 270 *conseils d'hygiène* qui se sont prononcés, 229 — soit 84,8 p. 100 — sont favorables au maintien de la limite à 2 grammes; 41 — soit 15,2 p. 100 — demandent la liberté absolue, mais 16 avec la restriction de l'étiquette.

2° Sur les 154 *chambres* ou *sociétés d'agriculture* qui se sont prononcées, 129 — soit 83,7 p. 100 — sont favorables au maintien de la limite à 2 grammes; 25 — soit 16,3 p. 100 — demandent la liberté complète ou une tolérance plus grande.

3° Sur les 59 chambres, sociétés, tribunaux de commerce et syndicats de marchands de vin qui se sont prononcés, 26 — soit 44 p. 100 — sont favorables au maintien de la limite à 2 grammes; 33 — soit 56 p. 100 — demandent que la tolérance soit portée à 4 grammes, ou la liberté absolue.

On voit que *le commerce seul* donne une légère majorité (12 p. 100) contre la réglementation proposée. Les chambres ou sociétés d'agriculture et les conseils d'hygiène, au contraire, présentent une majorité énorme (67,4 et 69,6 p. 100) en faveur de la limite à 2 grammes. Ces chiffres ont leur éloquence et on est en droit de dire que cette majorité considérable serait devenue presque l'unanimité si l'on avait consulté les consommateurs.

Le rapport de M. Richard renferme un grand nombre de faits intéressants et des considérations médicales sur l'usage des vins plâtrés qui viennent corroborer celles que nous avons signalées dans les rapports de ses prédécesseurs. Nous croyons devoir les reproduire ici :

« Les vins plâtrés jouissent, dans le public même, de la plus mauvaise réputation. Au rapport du maire de Saint-Ismier, « tous les consommateurs reconnaissent qu'ils leur dessèchent la gorge et leur occasionnent des coliques; » et le maire de Sassenage écrit : « J'ai vu plusieurs personnes qui en ont fait l'expérience; elles ont été fortement incommodées : toutes ont éprouvé des maux d'estomac assez sérieux, et, s'étant abstenues de breuvages de ce genre, leurs malaises ont disparu. » La station agronomique de Châteauroux cite également des indispositions produites par l'usage des vins plâtrés. Ces dépositions, émanant de personnes étrangères à la médecine, n'ont pas une valeur scientifique, mais nous les avons reproduites parce qu'elles expriment l'opinion d'une grande partie du public sur la question des vins plâtrés, et qu'elles sont, d'ailleurs, conformes à celles contenues dans les rapports médicaux de l'enquête.

« Plusieurs médecins, membres du conseil d'hygiène de Provins, font observer qu'il est à leur connaissance que l'usage des vins plâtrés est mauvais pour la santé, quelle que soit la proportion de plâtre employée, et que ces vins seront d'autant plus pernicieux qu'ils contiendront une quantité plus forte de sulfate de potasse. Le conseil d'hygiène de l'Isère ne met nullement en doute les mauvais effets produits par l'usage de ces vins.

« M. le Dr Ferrand, de Lyon, a constaté dans des familles des accidents occasionnés par l'usage des vins plâtrés.

« Dans le rapport du conseil d'hygiène de Clermont (Puy-de-Dôme) est relaté le fait d'un vin contenant plus de 3 grammes de sulfate de potasse par litre et ayant donné lieu à des coliques et à des diarrhées répétées, constatées par M. le Dr Rabu.

« Dans le conseil d'hygiène de la Vienne, M. Jablonski rapporte qu'il a lui-même éprouvé des accidents de superpurgation par l'usage des vins plâtrés du Midi, et M. Chedevergne affirme également la réalité de pareils accidents.

« M. Baudoin, directeur du laboratoire de chimie de Cognac, expose devant le conseil d'hygiène de cette ville que, sur 172 échantillons de vins examinés, 150 étaient plâtrés à 4 grammes et avaient incommodé ceux qui les avaient apportés à analyser.

« M. Hébert entretient le conseil d'hygiène de la Côte-d'Or de deux échantillons de vins contenant, l'un un peu moins, l'autre un peu plus de 4 grammes de sulfate de potasse par litre et qui avaient produit chez les consommateurs des coliques et des purgations.

« M. le Dr Duval, rapporteur du conseil d'hygiène de l'arrondissement d'Arles, a fait sur lui-même et sur sa famille des observations et même des expériences avec du vin plâtré à 2 gr. 50, acheté à Saint-Gilles (Gard). Il en buvait en moyenne un litre par jour. A cette dose, les phénomènes observés ont été, dès le premier jour, une grande sécheresse de la bouche et de la gorge après chaque repas, et une soif très vive ; au bout de quelques jours, survinrent des maux d'estomac et un pyrrhosis très intense et très douloureux. Tous les membres de la famille éprouvèrent les mêmes accidents qui disparaissaient dès qu'on cessait l'usage du vin plâtré, pour reparaître dès qu'on le reprenait. M. le Dr Duval a constaté des symptômes identiques chez plusieurs personnes consommant également du vin plâtré de Saint-Gilles; il estime que l'usage prolongé d'un pareil vin pourrait à la longue produire des accidents très graves et, pour donner plus de poids à son assertion, il ajoute que le propriétaire qui lui avait vendu le vin et qui était lui-même médecin, M. le Dr Bouzinac, lui avait dit qu'il ne buvait jamais de vin plâtré et faisait une cuve spéciale pour son usage personnel. M. Raynaud, vétérinaire, a éprouvé lui-même les accidents signalés par M. Duval, en faisant usage d'un vin plâtré à plus de 2 gr. 50, accidents qui disparaissaient aussitôt qu'il en cessait l'usage.

« Votre rapporteur est en mesure de citer un fait analogue à ceux relatés ci-dessus et dont il a été témoin à Philippeville (Algérie) en 1878. La famille d'un officier, en tout trois personnes, débarquée depuis quatre jours, consomme un soir à son dîner un litre de vin qu'un commerçant de sa localité lui avait envoyé comme échantillon ; aussitôt après le repas, la dame est prise de vomissements; pendant la nuit, la bonne, une jeune fille âgée de dix-huit ans, est à son tour atteinte par les vomissements, par une diarrhée abondante et des coliques qui durent jusqu'au matin; l'officier ne fut pas incommodé. L'analyse fit découvrir dans le vin une quantité de sulfate de potasse supérieure à 5 grammes.

« Nous lisons également dans le rapport du conseil d'hygiène des Pyrénées-Orientales : « Si les personnes robustes boivent du vin plâtré « à toute dose sans qu'il paraisse en résulter des inconvénients, il n'en « est pas de même de celles dont les organes digestifs sont un peu fati- « gués et facilement impressionnables. » M. Ferrier cite des exemples d'indispositions qui ne provenaient que de l'usage de vins plâtrés chez des personnes qui en buvaient modérément.

« On voit par là que les accidents aigus attribuables aux vins plâtrés, s'ils ne sont pas souvent graves, sont loin d'être rares; mais avec eux n'est pas épuisée la liste des charges qui pèsent sur ces vins. Les affections chroniques viscérales, dont la filiation est plus difficile à établir, sont probablement plus fréquentes et au moins aussi graves. Les médecins faisant partie du conseil d'hygiène de Bar-sur-Aube attribuent à l'usage des vins plâtrés les nombreux cas de dyspepsie observés dans leur région. M. Hébert, rapporteur du conseil d'hygiène de la Côte-d'Or, fait remarquer avec raison que si une dose *modérée et unique* de sulfate de potasse est déclarée nuisible, ce sel sera encore plus pernicieux, pris quotidiennement à chaque repas, alors que le tube digestif est entretenu dans un état permanent d'irritation.

« L'expérimentation physiologique faite sur l'homme même manquait naguère, mais il n'en est plus de même aujourd'hui. M. Rabuteau a exécuté sur lui-même des expériences qui démontrent que le sulfate de potasse s'élimine presque en totalité par les reins, et il est d'avis que beaucoup d'affections rénales attribuées à l'alcoolisme sont dues plutôt à l'élimination par ces organes de substances étrangères contenues dans les vins frelatés et fabriqués, le sulfate de potasse entre autres.

« Nous avons cru utile de relever tous ces faits et même les appréciations individuelles fournies par l'enquête, parce qu'ils sont de nature à faire cesser les doutes qui auraient encore pu subsister relativement à la nocuité des vins plâtrés. La conclusion est qu'on ne saurait laisser la santé publique livrée sans défense à une pratique *aveugle* et *égoïste*. »

Le Comité fut unanime pour adopter le rapport si concluant de M. Richard. « Considérant, dit-il, que la pratique du plâtrage a sur la santé publique une influence fâcheuse de jour en jour mieux démontrée, le Comité maintient les conclusions émises dans les trois rapports antérieurs de MM. Legouest et Gallard, et exprime l'avis que la présence du sulfate de potasse dans les vins, ne doit être tolérée que dans la limite maxima de 2 grammes par litre. »

Après l'enquête générale ordonnée par M. le Ministre du commerce et le rapport de M. le Dr Richard, qui en avait si bien fait ressortir les résultats défavorables à la pratique du plâtrage, la question paraissait *définitivement jugée*. Ainsi l'avait compris M. le ministre de la justice et, par lettre adressée le 25 août 1886 à MM. les procureurs généraux, il leur prescrivait d'appliquer dorénavant la circulaire du 27 juillet 1880. De son coté, M. le ministre du commerce communiquait, le 9 septembre, à MM les préfets la lettre de son collègue de la justice, les invitant à donner à ce document la plus large publicité.

Or, le 10 du mois suivant, M. le ministre du commerce informait de nouveau MM. les préfets qu'à la suite de l'entente intervenue entre la chancellerie et son administration, M. le garde des sceaux avait décidé qu'un sursis d'un an serait accordé aux producteurs et aux négociants pour l'application de la circulaire du 25 août dernier sur le plâtrage des vins. Cette nouvelle décision répondait à la demande d'un supplément d'enquête faite par M. le ministre de l'agriculture.

1887. Pouchet. — Au mois d'avril 1887, malgré l'unité de ses dernières déclarations, le Comité consultatif d'hygiène publique fut saisi de nouveau de la question des vins plâtrés, à la suite d'une réclamation de M. l'ambassadeur d'Espagne à Paris.

M. le Dr Pouchet, dans son rapport, adopté par le Comité (1), répond à cette réclamation, relative au tort que la limite du plâtrage à 2 grammes de sulfate de potasse apporterait au commerce des vins espagnols. Il s'exprime ainsi :

« Le vin de Xérès, qui est constamment mis en vedette dans la réclamation, n'est pas le plus directement intéressé en réalité. Ce que certain commerce de vins français demande surtout aux vins espagnols, ce sont des vins grossiers, de qualité ordinaire, fortement chargés d'extrait, d'alcool, de matière colorante, de façon à pouvoir faire des coupages avec des vins légers, voire même et surtout avec des piquettes ou des boissons de raisins secs et de glucose. Ce sont là les vins que le producteur et l'acheteur ont intérêt à voir fortement plâtrés; mais il faut ajouter aussi que ce sont là des produits bien peu intéressants et qui ne paraîtront à personne dignes d'éveiller quelque sollicitude.

« Nous savons bien, et nous nous hâtons de le dire, que le commerce des vins espagnols ne se borne pas au transit de ces liquides, dont beaucoup mériteraient tout autre nom que celui de vin. Il existe en Espagne des crus renommés et les vins de cette contrée, lorsqu'ils sont préparés loyalement, avec les soins voulus, peuvent lutter avec avantage contre beaucoup de nos vins du Midi. Mais alors l'argument commercial tombe complètement et nous ne voyons pas du tout pourquoi un plâtrage illimité serait plus nécessaire à ces vins d'Espagne qu'à nos vins du Midi.

(1) Pouchet. Rapport sur le plâtrage des vins, fait au Comité consultatif d'hygiène publique, le 16 mai 1887. *Recueil des travaux du Comité*, t. XVI, p. 244.

« Le plâtrage poussé jusqu'à une limite atteignant 2 grammes de sulfate de potasse par litre de vin est certainement une pratique loyale et, de plus, nécessaire pour dépouiller certains vins et leur permettre de se conserver. Le plâtrage en plus forte proportion n'ajoute rien aux qualités du vin et rend son usage capable de déterminer des troubles digestifs chez ceux qui l'emploient journellement.

« L'expérience dont cherchent à se prévaloir les partisans du plâtrage nous paraît faite et parfaitement établie pour prouver la nocuité de ce procédé, lorsque la proportion d'acide sulfurique existant dans les vins, et calculée en sulfate de potasse, dépasse sensiblement 2 grammes par litre. Ce n'est pas avec des assertions vagues que l'on peut combattre les avis motivés cités dans le rapport de M. le Dr Richard, avis émis notamment par 229 conseils d'hygiène et 129 chambres et sociétés d'agriculture. »

M. Pouchet aurait eu à sa disposition un argument d'une grande valeur, s'il avait pu prévoir que, le 24 juin suivant, M. le ministre de l'intérieur d'Italie défendrait de mettre en vente des vins contenant plus de 2 grammes de sulfate de potasse par litre. Nous exprimons l'espoir que l'Espagne et le Portugal ne tarderont pas à suivre l'exemple donné par l'Italie.

Approuvant le rapport de M. Pouchet, le Comité consultatif d'hygiène publique répond à M. le ministre du commerce qu'il s'en tient à ses précédentes conclusions.

Quelques jours après, le directeur de l'école nationale d'agriculture de Montpellier adressait au ministre son rapport sur l'enquête instituée dans cette école. En même temps, M. le ministre du commerce recevait de nombreux documents relatifs au plâtrage des vins; ces documents provenaient de conseils municipaux et de conseils généraux de la région vinicole du littoral méditerranéen ; tous réclamaient la liberté du plâtrage, si bien que M. le ministre, par une lettre en date du 26 juillet 1887, informa les préfets qu'un nouveau sursis d'un an était accordé aux producteurs et aux négociants pour attendre qu'on eût statué sur les recherches entreprises à l'école d'agriculture de Montpellier.

Ce sont les résultats de cette enquête que nous avons à vous exposer et à soumettre à votre appréciation.

VI

La question du plâtrage devant l'enquêtte faite à l'école d'agriculture de Montpellier.

1886. Enquête prescrite par le ministre de l'agriculture. — Par une dépêche en date du 29 septembre 1886, M. le ministre de l'agriculture a chargé l'école nationale d'agriculture de Montpellier d'instituer des recherches générales sur le plâtrage des vins et sur ses conséquences au point de vue de l'hygiène.

Le résumé des observations faites en exécution de la lettre ministérielle précitée a été publié dans le Bulletin du ministère de l'agriculture (octobre 1887, p. 483), sous la signature du directeur de l'école nationale de Montpellier. Ce résumé est un long plaidoyer en faveur du plâtrage. Il aura certes, et il a eu déjà un grand retentissement, regrettable à notre avis, en raison de la haute situation du signataire et du nombre des personnes intéressées à le considérer comme la réhabilitation indiscutable d'une pratique maintes fois condamnée. Il est donc nécessaire de l'examiner avec toute l'attention que commande l'autorité de son auteur.

M. Foëx a réuni en une Commission ceux des professeurs de l'école d'agriculture de Montpellier qui lui ont paru le plus à même, par la nature de leurs études, de prêter un concours utile aux travaux à entreprendre. Cette commission se trouvait ainsi composée :

MM. Foëx, directeur de l'école, président,
Audoynaud, professeur de chimie,
Bouffard, professeur de technologie,
Convert, professeur d'économie rurale,

MM. Crova, professeur de physique,
Viala, professeur de viticulture,
Enfin, M. le Dr Bourdel, médecin de l'école, professeur agrégé à la Faculté de médecine.

Les expériences ont porté sur trois points principaux :

1° Quelles sont les quantités de sulfate de potasse que contiennent réellement les vins plâtrés de la région et des contrées voisines, et, par comparaison, la proportion de ce sel que renferment les vins non plâtrés provenant des mêmes milieux.

2° Le plâtrage a-t-il une utilité réelle pour la préparation des vins ?

3° L'ingestion des vins plâtrés offre-t-elle réellement les dangers qui lui sont attribués par le Comité consultatif d'hygiène et par diverses personnes ?

I. *Analyse comparative des vins plâtrés et des vins non plâtrés.*

Annexe n° 1 : M. Bouffard. — La première partie de ce programme a été confiée à M. le professeur Bouffard, et a été remplie de la manière suivante. Ne pouvant expérimenter sur la vendange, on s'est borné à étudier des vins pris directement chez divers propriétaires du Gard, de l'Hérault, de l'Aude et des départements voisins, et chez plusieurs négociants notables de Montpellier et de Cette.

On a pu ainsi recueillir 94 échantillons dont 57 plâtrés et 37 non plâtrés. Dans le premier groupe, figurent 3 vins étrangers ; 11 sont compris dans le second.

« Il nous a été possible, dit M. Bouffard, grâce aux exigences du commerce, qui a obligé (bien à regret) de nombreux propriétaires à supprimer l'emploi du plâtre, de nous procurer *dans la même localité* des vins non plâtrés dont nous *croyons* pouvoir garantir la pureté. »

Constatons, en passant, que même dans les départements du Midi, on peut faire du vin sans le secours du plâtre, et donnons acte à M. Bouffard de la réserve qu'il fait au sujet de la pureté des vins non plâtrés.

Les tableaux II et III de son mémoire donnent la proportion de sulfate de potasse trouvée dans les échantillons de *vins français plâtrés*, avec l'indication d'origne, de cépage et la quantité de plâtre employée pour 1000 kilogrammes de vendange.

Sur 32 échantillons consignés dans le tableau II, qui comprend des vins fortement colorés,

4 renfermaient de 1 gr. 30 à 1 gr. 94 de sulfate de potasse (dont 3 échantillons de vin de Jacquez, l'un à 1 gr. 30, l'autre à 1 gr. 60, le troisième à 1 gr. 64) ;

18 en renfermaient de 2 gr. 37 à 3 gr. 99 ;

11 en renfermaient de 4 gr. 07 à 4 gr. 86 ;

1 était plâtré à 5 gr. 34 de sulfate de potasse.

Minimum trouvé . . . . 1 gr. 30
Maximum trouvé . . . . 5 gr. 34

Le tableau III comprend des vins moins colorés, mais encore plâtrés.

Sur 20 échantillons que comprend ce tableau,

3 renfermaient de 1 gr. 45 à 1 gr. 90 de sulfate de potasse ;

13 en renfermaient de 2 gr. 31 à 3 gr. 92 ;

4 en renfermaient de 4 grammes à 4 gr. 35.

Minimum trouvé. . . . . 1 gr. 45
Maximum trouvé. . . . . 4 gr. 35

Ces vins, ajoute M. Bouffard, paraissent un peu moins riches en sulfate de potasse que ceux du tableau précédent. Ce fait vient à l'appui des expériences récentes de M. Magnier de la Source et de notre collègue, M. le professeur A. Gautier, au sujet des combinaisons potassiques que décompose le plâtre et dans lesquelles la matière colorante joue le rôle d'un acide végétal de très faible intensité.

Dans le tableau I, nous voyons la proportion de sulfate de potasse trouvée dans 26 échantillons de *vins non plâtrés*, dont on indique également l'origine.

Sur ces 26 échantillons,

10 renfermaient de 0 gr. 42 à 0 gr. 60 de sulfate de potasse (dont un échantillon de vin de Jacquez (1886) à 0 gr. 48);

11 en renfermaient de 0 gr. 61 à 0 gr. 98 ;

4 en renfermaient de 1 gr. 20 à 1 gr. 25 ;

1 (vin de Jacquez 1885) renfermait la proportion considérable de 1 gr. 69 de sulfate de potasse.

Minimum trouvé.	0 gr. 42
Maximum trouvé.	1 gr. 69

M. Bouffard en conclut que les vins peuvent normalement contenir des doses de sulfate de potasse assez notable, sans que celui-ci soit dû au plâtrage.

L'auteur est évidemment troublé par ce résultat inattendu, car il se croit obligé d'émettre une théorie pour l'expliquer :

« Peut-être, dit-il, la vigne, par ses racines, absorbe le sulfate de potasse du sol et le localise dans le fruit. Ce phénomène se présente-t-il surtout dans les localités où se trouvent des gisements de gypse ou plâtre? Le sulfate de chaux, en réagissant sur certains sels de potasse du sol, transformerait ceux-ci en sulfate de potasse assimilé ensuite par le végétal ? *Nous nous proposons d'examiner ultérieurement ce fait* dans les localités gypseuses des Corbières où nous avons puisé quelques-uns des échantillons de ce tableau (Ornaisons, Fitou, Portel, Durban). »

Or, le tableau I comprend précisément deux échantillons de Fitou à 0 gr. 43 et à 0 gr. 60, deux échantillons de Portel à 0 gr. 54 et à 0 gr. 68 et un autre de Durban à 0 gr. 67, tous les cinq rentrant ou pouvant rentrer dans la catégorie des vins réellement purs.

On remarque également deux vins provenant de ce même territoire de Durban, dont l'un accuse 1 gr. 20 de sulfate de potasse, tandis que l'autre n'en renferme que 0 gr. 67.

Il serait bien difficile d'expliquer cette différence du simple au double au moyen de la théorie imaginée par M. Bouffard.

Passons aux chiffres trouvés pour les vins de Jacquez.

D'après le tableau I (*vins non plâtrés*), un vin de Jacquez, préparé à l'école d'agriculture, en 1885, renferme *normalement* 1 gr. 69 de sulfate de potasse ; l'année suivante, en 1886, le même cépage donne un vin, également préparé à l'école, ne renfermant plus que 0 gr. 48 de sulfate de potasse.

Dans le tableau II (*vins plâtrés*), un vin de Jacquez, provenant de Perpignan, renferme 1 gr. 60 de sulfate de potasse ; trois échantillons préparés à l'école d'agriculture, renferment 1 gr. 30, 1 gr. 64 et 5 gr. 34 de sulfate de potasse. Il est bien évident que le plâtrage a été modéré pour les trois premiers échantillons et exagéré pour le quatrième.

Nous en trouvons la preuve dans le mémoire même de M. Bouffard. Nous lisons en effet, page 52, que le vin de Jacquez *récolté en 1886 à l'école d'agriculture de Montpellier*, et préparé comparativement sans plâtre et avec addition de plâtre, dans le but d'étudier l'action de doses progressivement élevées de sulfate de chaux, nous lisons que le vin de Jacquez *non plâtré* renfermait seulement 0 gr. 48 de sulfate de potasse, tandis que les trois échantillons de ce même vin, préparé par la méthode du plâtrage, en renfermaient 1 gr. 30, 1 gr. 64 et 5 gr. 34, selon la proportion de plâtre employée.

Il y a dans ces faits la démonstration certaine d'une erreur matérielle d'étiquette, et le vin de Jacquez préparé à l'école en 1885 et classé dans le tableau I parmi les vins non plâtrés, quoique renfermant 1 gr. 69 de sulfate de potasse, doit être reporté dans le tableau II, pour être compris parmi les vins légèrement plâtrés.

Nous devons à l'obligeance de M. Portes, pharmacien en chef de l'hôpital de Lourcine, chimiste expert, l'analyse de trois échantillons de vin de Jacquez, qui ont figuré à l'exposition d'agriculture de 1886. Nous en reproduisons les trois dosages qui intéressent la question :

	PROPORTION POUR UN LITRE DE VIN.		
	Cendres.	Bitartrate de potasse.	Sulfate de potasse.
Échantillon n° 1, provenant de Manduel (Gard)	2 gr. »	2 gr. 70	0 gr. 40
Échantillon n° 2, provenant de Blacons (Drôme)	2 gr. 80	1 gr. 05	0 gr. 50
Échantillon n° 3, provenant de Vauvert (Gard)	2 gr. 40	0 gr. 90	0 gr. 90

Nous n'avons aucun renseignement sur la pureté de ces vins, au point de vue du plâtrage; les deux premiers échantillons sont évidemment purs, le troisième nous paraît légèrement plâtré, ou mélangé de vin plâtré.

En dehors des observations qui précèdent, il nous est impossible d'admettre comme non plâtrés les treize échantillons de vins portés dans le tableau I, et dont la proportion de sulfate de potasse est supérieure à 0 gr. 70 ; non parce que cette proportion est plus élevée que celle qui a été indiquée par les divers chimistes qui se sont occupés de cette question, mais parce que M. Bouffard a négligé d'apporter la preuve de la pureté de ces vins.

MM. Bérard, Chancel et Cauvy, dans leur intéressant travail publié en 1856, disent formellement, et avec juste raison, dans la troisième conclusion que nous trouvons textuellement reproduite à la page 11 du mémoire de M. Bouffard :

« La différence la plus saillante entre les cendres des vins plâtrés et celles des vins non plâtrés, *et qui les caractérise*, est la suivante : Dans le vin normal, on rencontre une forte proportion de carbonate de potasse (1 gr. 09 environ par litre) et peu de sulfate de potasse (0 gr. 26); dans les vins plâtrés, les cendres sont riches en sulfate de potasse et pauvres en carbonate. »

A ces caractères nous ajouterons le poids des cendres, qui donne aussi une indication d'une grande valeur.

Poggiale, Bussy, M. Magnier de la Source, n'ont pas négligé ce facteur indispensable (carbonate de potasse dans les cendres). Il manque complètement dans le tableau I des analyses de

M. Bouffard ; voilà pourquoi les résultats en sont contestables, et on ne peut admettre avec l'auteur que les vingt-six échantillons de vins qu'il comprend se rapportent réellement à des vins non plâtrés.

M. Bouffard, du reste, dit simplement, page 40 de son mémoire, qu'il *croit* pouvoir garantir la pureté de ces vins. Or, il est presque certain que plusieurs des propriétaires que le commerce a obligés (bien à regret) à supprimer l'emploi du plâtre, n'ont pas osé avouer franchement qu'ils avaient usé modérément de leur procédé favori. Le tableau II (vins plâtrés) renferme, en effet, quatre échantillons de vins, provenant des Corbières, dont la teneur en sulfate de potasse ne dépasse pas 1 gr. 94, et qui auraient pu tout aussi bien trouver place dans le tableau I (vins non plâtrés), au même titre que les quatre échantillons dont la proportion de sulfate de potasse dépasse un gramme, si les producteurs qui les ont fournis n'avaient pas eu plus de franchise que les premiers.

Remarquons aussi, sans plus y insister, que M. Bouffard n'indique pas le procédé qui a été suivi pour ces dosages exécutés dans le laboratoire de l'école par les soins de M. Fallot.

MM. Bérard, Chancel et Cauvy assignent, pour les vins naturels de la région, la proportion de 0 gr. 26 de sulfate de potasse par litre, proportion trop faible évidemment pour constituer un maximum. Poggiale a donné 0 gr. 40, proportion encore trop faible ; Bussy a trouvé 0 gr. 56, proportion qui peut encore se trouver dépassée.

Nous avons eu l'occasion, M. Coulier et moi, de 1865 à 1878, d'analyser, à ce point de vue, quatre-vingt-douze échantillons de vins, dont on nous avait garanti la pureté. Sur ce nombre, soixante-cinq seulement ont été reconnus authentiques. Parmi ceux des propriétaires qui avaient fourni les autres échantillons et que nous avons pu interroger, les uns, en présence de l'analyse et pressés de questions, finissaient par avouer que le vin avait été plâtré ; les autres assuraient qu'on avait plâtré malgré leur recommandation, ou qu'on s'était trompé de foudre ; d'autres prétendaient que le vin était *dans la limite* et, par conséquent, ne devait pas être considéré comme plâtré ; d'autres ont répondu que l'on avait ajouté une si petite quantité de plâtre, que ce n'était pas la peine d'en parler ; plusieurs enfin ont avoué que, préparant à la fois du vin plâtré et du vin non plâtré, à la demande des négociants ou pour leur propre consommation, on avait pu, au moment du soutirage, terminer le plein d'un tonneau non plâtré avec du vin plâtré, ce qui avait nécessairement relevé la teneur du mélange en sulfate de potasse. On voit combien il est parfois difficile de savoir la vérité quand il s'agit de conclure sur de simples affirmations, souvent intéressées, qu'un vin est ou n'est pas plâtré.

Nous donnons ici les résultats de l'analyse des soixante-cinq échantillons de vins dont nous venons de parler, provenant de quelques vins de coupage de Paris, de vins de l'Est, du Centre, de la Gironde, et surtout du Midi (Var, Aude, Hérault, Gard, Pyrénées-Orientales, Haute-Garonne). L'acide sulfurique a été dosé dans le vin même par précipitation et pesé à l'état de sulfate de baryte.

	PROPORTION POUR UN LITRE DE VIN.	
	Minimum.	Maximum.
Poids des cendres	1 gr. 59	2 gr. 87
Carbonate de potasse	0 gr. 986	1 gr. 622
Sulfate de potasse	0 gr. 194	0 gr. 583

Rappelons l'analyse comparative du vin de Sarragosse préparé par M. Magnier de la Source, qui lui a donné :

	Vin non plâtré	Vin plâtré.
Poids des cendres	2 gr. 72	5 gr. 99
Carbonate de potasse	1 gr. 288	0 gr. 175
Sulfate de potasse	0 gr. 412	5 gr. »

et le mémoire du même auteur dans lequel il admet dans la catégorie des vins plâtrés ceux qui renferment moins de 0 gr. 60 de sulfate de potasse.

Le rapport de M. Bouffard contient un tableau résumant les analyses faites sur des vins étrangers (Espagne, Italie).

Parmi onze échantillons portés comme non plâtrés,

5 renfermaient de 0 gr. 14 à 0 gr. 63 de sulfate de potasse ;

4 en renfermaient de 0 gr. 74 à 0 gr. 92 ;

2 en renfermaient de 2 gr. 13 et 2 gr. 25 (!)

Trois échantillons de vins plâtrés ont donné à l'analyse 3 gr. 14, 5 gr. 35 et 4 gr. 93 de sulfate de potasse.

M. Bouffard, ne pouvant garantir si ces vins ont été plâtrés ou non plâtrés, croit *prudent* de faire une réserve. Nous n'y contredirons certainement pas.

Voici l'analyse d'un échantillon de vin d'Espagne qu'on nous a présenté comme authentique ; elle nous a donné :

Poids des cendres.	2 gr. 41
Carbonate de potasse.	1 gr. 24
Sulfate de potasse.	0 gr. 59

Tout récemment enfin, nous avons pu nous procurer un vin naturel, *d'origine authentique*, provenant du domaine de Calage, près Montpellier. Ce vin est le produit de cépages français greffés sur des plants américains (1887) ; il est mélangé d'une très faible quantité de Jacquez direct. Voici les chiffres fournis par l'analyse :

Poids des cendres.	2 gr. 52
Carbonate de potasse.	1 gr. 131
Sulfate de potasse.	0 gr. 546

On voit qu'il nous est absolument impossible d'admettre la légende des vins plâtrés naturellement jusqu'à 1 gr. 20, et même 1 gr. 69, de l'école d'agriculture de Montpellier (1).

Nous avons, pensons-nous, fourni des preuves suffisantes pour affirmer de nouveau que le chiffre que nous vous avons donné

(1) Dr A. Bourdel. *Du plâtrage des vins*, 1888, p. 8.

en 1876 (1) comme proportion maxima de sulfate de potasse que renferment les vins français, purs de toute manipulation et de tout mélange, — soit 0 gr. 60 par litre — est bien l'expression de la vérité. Nous ajoutons, sans pouvoir toutefois le démontrer absolument, que nous ne croyons pas que les vins étrangers naturels puissent en contenir une proportion sensiblement plus élevée.

Avant de terminer cette question, allons au-devant d'une objection qui n'est pas présentée dans le rapport de M. Bouffard, mais qu'on a soulevée il y a quelques années. On a prétendu, pour défendre la présence, dans les vins de la Gironde, d'une proportion de sulfate de potasse, qui paraissait avec juste raison anormale, que le soufrage de la vigne et l'emploi des engrais chimiques avaient eu pour conséquence une augmentation considérable de la proportion de sulfate de potasse antérieurement fixée par Fauré, alors que le soufrage de la vigne était inconnu.

M. Martin Barbet (2) a dosé le sulfate de potasse contenu dans trente-huit échantillons de vins pris chez des propriétaires et, autant que possible, provenant des localités qui étaient citées dans le travail de Fauré. On peut résumer ainsi les résultats obtenus :

	Minimum.	Maximum.
Proportion de sulfate de potasse trouvée par Fauré	0 gr. 114	0 gr. 246
— par M. Martin Barbet .	0 gr. 110	0 gr. 449

L'auteur conclut que, depuis Fauré, la proportion du sulfate de potasse a très sensiblement augmenté dans les vins de la Gironde. Mais toutefois cette proportion ne se rapproche, dans

(1) H. Marty. Note au sujet des vins plâtrés. *Mémoire de médecine, de chirurgie et de pharmacie militaires*, 3e série, t. XXXII, p. 607.

(2) Martin Barbet. Du soufrage de la vigne au point de vue des modifications qu'il a pu apporter dans la composition des vins de la Gironde, surtout en ce qui concerne le sulfate de potasse. *Répertoire de pharmacie* et *Journal de chimie médicale*, t. VII (nouvelle série), p. 105.

aucun cas, de celle fournie par les vins plâtrés, puisque, sur les trente-huit analyses, deux seulement se rapprochent de 0 gr. 45, tandis que toutes les autres sont restées bien au-dessous.

Nous devions insister sur cette question de la quantité limite de sulfate de potasse dans les vins naturels français, car la présence normale de ce composé dans les vins non plâtrés fait naître un doute dans l'esprit de ceux qui ne sont pas familiarisés avec l'analyse des vins et ne manque pas d'être habilement exploitée par les partisans du plâtrage. On nous pardonnera donc de nous être un peu attardé à réfuter le travail de M. Bouffard, d'ailleurs très sérieusement étudié et rempli de faits intéressants.

II. *Utilité du plâtrage.* — Dans la deuxième partie de son rapport général, M. Foëx cherche à établir l'utilité du plâtrage. A ce point de vue, nous serons heureux de nous trouver parfois d'accord avec l'honorable directeur de l'école d'agriculture de Montpellier, tout en réduisant à leur valeur réelle les raisons qu'il invoque.

M. Foëx reproduit tout d'abord l'argument favori de tous les intéressés, à savoir que la pratique du plâtrage est plusieurs fois séculaire ; il cite à son tour l'autorité de Pline comme une sanction de ce procédé. Cet argument, qui a trait à l'ancienneté du plâtrage, nous touche très peu, comme le dit très bien le docteur Richard, puisqu'il conduirait, en principe, à perpétuer indéfiniment tous les abus. Mais nous avons ici même réduit cet argument à la valeur qu'il peut avoir, en rétablissant les citations complètes de l'auteur latin, citations que nous vous demandons de reproduire encore :

« L'Afrique, dit Pline, adoucit l'âpreté de ses vins avec du plâtre et, en certaines parties, avec de la chaux. La Grèce relève la douceur des siens avec de l'argile, ou du marbre, ou du sel, ou de l'eau de mer (1). »

(1) « Africa gypso mitigat asperitatem (vinorum), nec non aliquibus sui partibus calce. Græcia argilla, aut marmore, aut sale, aut mari, lenitatem excitat. » Lib. XIV, cap. XXIV.

Et plus loin, à propos des propriétés médicinales du vin :

« ..... Que dis-je ? Les riches mêmes ne les (vins) boivent pas naturels. L'immoralité est telle qu'on ne vend plus que les noms des crus, et que les vins sont frelatés dès la cuve (1). »

« ..... *Le vin le plus salubre est celui auquel on n'a rien ajouté dans le moût ;* et il est encore meilleur si les vaisseaux qui le renferment n'ont pas été poissés. *Quant aux vins traités par le marbre, le plâtre ou la chaux, quel est l'homme, même robuste, qui ne les redouterait* (2) ? »

On peut se convaincre, par ces citations, que Pline était loin d'approuver les pratiques déjà employées de son temps pour corriger ou dénaturer les vins.

Le directeur de l'école d'agriculture de Montpellier expose que la majeure partie des départements de l'Aude, des Pyrénées-Orientales et de l'Hérault, a recours d'une manière habituelle au plâtrage ; que cette pratique est également imitée en plusieurs points de la Provence, en Espagne, dans l'Italie méridionale (3), en Grèce et en Algérie ; que les viticulteurs de ces régions attachent une grande importance aux effets de cette opération, comme on peut s'en convaincre par les déclarations que lui ont adressées, sur sa demande, la Société d'agriculture de l'Hérault, la chambre de commerce de Montpellier, la chambre syndicale des négociants en vins et spiritueux de cette ville, le comice agricole de Béziers, le comice agricole de Narbonne, le président du syndicat régional méditerranéen qui a son siège à Narbonne, enfin le conseil général du Gard.

(1) « Jam vero nec proceres usquam sinceris. Eo venere mores, ut nomina modo cellarum veneant, statimque in lacubus vindemiæ adulterentur. Lib. XXIII, cap. xx.

(2) « Saluberrimum (vinum) cui nihil in musto additum est; meliusque, si nec vasis pix adfuit. Marmore enim et gypso aut calce condita, quis non etiam validus expaverit? » Lib. XXIII, cap. xxiv.

(Pline. *Histoire naturelle.* Traduction française de E. Littré en deux volumes, t. I, p. 537 et 538 ; t. II, p. 109 et 111.)

(3) L'Italie ne tolère le plâtrage des vins que jusqu'à concurrence de 2 grammes de sulfate de potasse par litre (24 juin 1887).

Faisons remarquer, dès à présent, que le vœu émis en 1887 par ce dernier conseil général, sur l'invitation de la Société d'agriculture de ce département et à la demande du directeur de l'école d'agriculture de Montpellier, est en opposition avec les faits relatés dans le rapport d'enquête de 1884. Nous y lisons, en effet : « Dans le Gard, à la suite d'une discussion très vive, le comité central s'est trouvé en présence de trois opinions : 1° liberté absolue du plâtrage; 2° tolérance dans la mesure formulée par le Comité consultatif d'hygiène; 3° interdiction absolue. Le président ayant ainsi posé la question : Doit-il être permis de plâtrer les vins ? le conseil à répondu *non* par 6 voix contre 4.

Les arguments que font valoir les auteurs de toutes ces lettres sont, à peu de chose près, les mêmes. Les uns sont fondés et méritent d'être pris en considération; on peut les résumer ainsi :

Le plâtrage est la meilleure et la plus répandue des opérations connues pour donner une bonne constitution à certains vins du Midi.

C'est une opération indispensable pour les vins provenant de vignobles bas et humides, très difficiles à conserver; indispensable surtout dans les années où les intempéries compromettent la récolte.

Le plâtrage permet d'obtenir des vins plus solides, plus brillants, d'une couleur plus vive, et plus frais que les vins non plâtrés de même origine.

Il dépouille et clarifie rapidement le vin, augmente l'acidité des vins plats et neutres au goût, leur donne une nuance plus vive, avec atténuation de la teinte brune, et augmente en même temps l'intensité de la couleur.

Il écarte les éventualités de ces fermentations ultérieures qui altèrent le plus souvent la qualité des vins du Midi, et, par là, leur assure une plus longue conservation et en permet le transport.

Enfin, il rend la fermentation plus rapide et plus complète.

Nous reconnaissons le bien fondé de toutes ces assertions,

résultat de l'expérience, qui intéressent à un très haut degré la production de quelques départements de la région méditerranéenne, et le commerce des vins en général.

Annexe n° 8. M. Audoynaud. — Nous devons cependant accorder une attention toute spéciale à un mémoire de M. le professeur Audoynaud, à cause du haut intérêt de la question qui s'y trouve magistralement traitée. Ce travail, qui a été d'ailleurs inséré en partie dans les comptes rendus de l'Académie des sciences (1), se trouve analysé dans le rapport général de M. Foëx de la façon suivante :

« Le plâtre, ajouté aux vendanges, rend la fermentation plus active ; les moûts s'enrichissent rapidement en alcool, les ferments secondaires ne peuvent se développer, et la conservation du vin en est, par suite, mieux assurée. Ce fait vient confirmer une indication donnée autrefois par Dumas, relativement à l'action de divers corps sur les ferments (2), et les expériences de M. Meissl, du laboratoire de chimie agricole de Vienne (Autriche), rapportées par le professeur J. Thoms, dans la *Revue universelle.* »

Nous ajouterons que le sulfate de chaux n'est pas le seul corps sur lequel aient porté les expériences de M. Audoynaud. Le phosphate et le carbonate de chaux paraissent se comporter comme le sulfate, quoique avec des énergies différentes. L'azote, sous forme de composé salin, a un rôle tout à fait dominant ; les sels ammoniacaux (sulfate, phosphate) l'emportent toutefois sur les nitrates.

(1) Séances du 22 novembre 1886 et du 7 mars 1887.

(2) « Dans un remarquable mémoire sur la fermentation alcoolique (*Annales de physique et de chimie, 1874*), Dumas, en faisant fermenter du sucre de canne par la levure de bière, a indiqué certains sels qui activent ou ralentissent la fermentation. Parmi les premiers, il cite le phosphate de chaux, le phosphate d'ammoniaque, le sulfate de chaux et le sulfate de magnésie. Mais Dumas n'a donné aucune mesure de ces effets, et il n'a opéré que sur des solutions de sucre candi que le ferment doit intervertir avant de le décomposer. » (Audoynaud, *loc. cit.*)

Les faits qui se dégagent des expériences très intéressantes de M. Audoynaud, et que nous devons signaler, sont les suivants : La fermentation devient excessivement lente lorsque la proportion d'alcool engendré atteint 11 à 12 p. 100, en volume. Il existe des moyens d'accélérer la fermentation ; la chaux est un des éléments nécessaires au développement du ferment vinique : celle-ci agit mieux à l'état de sulfate ou de phosphate qu'à l'état de carbonate.

MM. Pouchet et Richard tirent du mémoire de M. Audoynaud les conclusions suivantes : « Sans détailler ici les curieuses observations du savant professeur, nous en retiendrons seulement ce fait que ces expériences nous paraissent absolument justifier l'opinion émise jusqu'ici par le Comité consultatif d'hygiène, en ce qu'elles semblent démontrer l'inutilité du plâtrage au délà de 2 grammes par litre. Les résultats les plus remarquables et les meilleurs ont été obtenus, dans les expériences de M. Audoynaud, en ajoutant aux moûts des quantités de plâtre variant de 1 gramme à 1 gr. 50. Or, une semblable proportion ne fournirait jamais un vin plâtré à plus de 2 grammes de sulfate de potasse par litre. Nous sommes donc absolument d'accord, sur ce point, avec l'honorable professeur de l'école d'agriculture de Montpellier (1). »

M. Foëx termine la deuxième partie de son rapport en reproduisant les conclusions du mémoire de MM. Bérard, Chancel et Cauvy, et se hâte d'ajouter :

« Ainsi il résulte, d'une manière incontestable, du témoignage d'hommes d'une compétence reconnue, tant au point de vue pratique qu'au point de vue scientifique, que le plâtrage des vins est une opération *utile* et *quelquefois indispensable* dans la région méridionale. »

On peut répondre avec M. Andouard : « Utile, ou plutôt commode, oui ; indispensable, non. » Le mémoire de M. Bouffard

(1) Pouchet et Richard. Rapport fait au Comité consultatif d'hygiène publique de France, le 9 janvier 1888. (In *Recueil des travaux du Comité.*)

fournit la preuve que l'on pourrait se passer du plâtrage. « Il nous a été possible, dit ce professeur, grâce aux exigences du commerce, qui, cette année, a obligé (bien à regret) de nombreux propriétaires à supprimer l'emploi du plâtre, de nous procurer *dans les mêmes localités* des vins plâtrés et des vins non plâtrés (1). D'un autre côté, les expériences de M. Audoynaud font voir que le sulfate de chaux n'est pas le seul corps qui exerce une influence heureuse sur la fermentation du moût.

Après avoir constaté les avantages pratiques que le plâtre procure, dans certains cas, pour la préparation du vin, nous devons réduire quelques exagérations et combattre des assertions insuffisamment justifiées.

Si la pratique du plâtrage remonte, en effet, à une très haute antiquité, ainsi que le témoigne Pline, il n'est pas exact d'affirmer qu'elle ait été autrefois aussi générale que le prétendent ses défenseurs. Témoin l'analyse d'un vin antique faite en 1887 par M. Berthelot (2). Le vase de verre qui renfermait ce vin,

(1) « *M. Gaston Bazille* ne partage pas l'opinion qui domine dans l'assemblée sur les bons effets du plâtrage. Il plâtrait autrefois. Sur la proposition d'un acheteur qui lui a offert un supplément de prix à la condition qu'il lui fournirait des boissons non plâtrées, il a renoncé à une pratique à laquelle il se conformait par respect pour la tradition; il ne s'est pas aperçu d'une diminution dans la qualité des produits. Depuis dix ans il ne plâtre plus, et ses vins continuent à se vendre avantageusement.

« On n'a pas besoin de plâtrer en toutes circonstances, fait observer *M. le Dr F. Cazalis*. Le plâtre produit l'acidité qui manque souvent aux raisins trop mûrs. Dans les années pluvieuses, au moment des vendanges, les raisins sont souillés de terres calcaires, et l'intervention du sulfate de chaux ne produit que de bons effets. M. Gaston Bazille se trouve probablement dans des conditions qui lui permettent de se passer de l'aide du plâtre.

« Dans l'appréciation de cette question, on doit tenir compte aussi, comme le dit *M. L. Vialla*, des exigences du commerce, qui réclame des vins non plâtrés pour satisfaire aux désirs d'une partie de sa clientèle. *On fait ce qu'il veut et ce qu'il paie.* »

(*Bulletin de la Société centrale d'agriculture et des Comices agricoles du département de l'Hérault*, 74e année, procès-verbal de la séance du 9 mai 1887, p. 285.)

(2) Berthelot. Analyse d'un vin antique. *Journal de pharmacie et de chimie*, 4e série, t. XXVI, p. [illegible].

scellé par la fusion, avait été trouvé aux Aliscamps, près d'Arles; il paraissait remonter aux premiers temps de l'occupation romaine. Après avoir donné la proportion d'alcool, d'acides fixes, etc., contenus dans ce vin, M. Berthelot ajoute : « *Ni chlorures, ni sulfates sensibles.* »

Aucun auteur du siècle dernier ne parle du plâtrage parmi les abus que l'on signalait déjà, et, certes, la répression était énergique à cette époque, témoin les peines édictées contre ceux qui étaient convaincus d'avoir adouci les vins avec de la litharge ou autres composés métalliques (1).

Enfin, pour nous en tenir à ces dernières années, la pratique du plâtrage n'était nullement générale, il y a environ cinquante ans, témoin le brevet pris par Sérane, en 1849, dont nous avons précédemment parlé. Témoin la pétition adressée en 1880 à M. le ministre du commerce par onze chambres syndicales et dans laquelle on peut lire cette phrase significative : « Pourquoi (le Comité) reviendrait-il sur cette décision ancienne, maintenant que l'habitude du plâtrage s'est généralisée? »

(1) Des lettres patentes du 5 février 1787 sont conçues en ces termes :
« Nous sommes informés que, sous prétexte de clarifier les vins ou d'en corriger l'acidité, des particuliers y insèrent de la céruse ou de la litharge; l'attention particulière que nous portons à tout ce qui peut intéresser la vie ou la santé de nos sujets exige que nous les préservions, par une loi émanée de notre sagesse, des dangers qui résulteraient pour eux de l'emploi d'ingrédients reconnus véritables poisons et de l'usage des boissons dans lesquelles on aurait pu les faire entrer; défendons à toutes personnes, propriétaires, fermiers, vignerons, marchands ou autres, même à ceux qui composent des boissons pour leur consommation personnelle seulement, d'introduire dans leurs vins et autres boissons, la céruse, litharge et toute autre préparation de plomb ou de cuivre, soit à l'instant de la fabrication, soit après, sous quelque prétexte que ce soit, même dans la vue de les corriger ou améliorer; ordonnons que ceux qui seront convaincus d'avoir introduit dans les boissons lesdites préparations, ou d'avoir vendu, débité et donné à boire les boissons qu'ils savaient être viciées, seront condamnés à *trois années de galères* et à *1000 livres d'amende*, dont moitié sera au profit du dénonciateur; ordonnons que lesdites boissons seront jetées et répandues, de manière qu'elles soient entièrement soustraites à la consommation. » (A. Gautier. *La sophistication des vins*, édition de 1877, p. 189.)

Citons encore, et nous nous trouvons ici au centre même de la région du plâtrage, un arrêté en date du 18 juin 1887, par lequel la Cour d'appel de Montpellier a déclaré qu'*un vin plâtré n'était pas du vin naturel.*

La chambre syndicale du commerce des vins de Montpellier n'hésite pas à assurer que tous les vins du Midi, *sans exception*, ont besoin d'être plâtrés (Annexe n° 5). Dans le même document, elle affirme que le commerce des vins du Bordelais, de la Bourgogne et du Centre, trouvera toujours, *dans le Midi même*, assez de *vins non plâtrés* pour ses besoins. Nous faisons ressortir cette contradiction flagrante, résultat de l'exagération.

Si la limite de 2 grammes de sulfate de potasse par litre est maintenue et appliquée, c'en est fait du vin de Jacquez, dit encore la chambre syndicale de Montpellier. Nous répondrons par l'analyse que nous avons donnée des trois échantillons de ce vin qui ont dignement figuré à l'exposition d'agriculture de 1886, lesquels ne renfermaient que 0 gr. 40, 0 gr. 50 et 0 gr. 90 de sulfate de potasse, et par les tableaux du mémoire annexe de M. Bouffard qui portent plusieurs échantillons de vin de Jacquez plâtrés à une dose inférieure à 2 grammes de sulfate de potasse.

La limitation à 2 grammes équivaudrait, dit-on encore, à la suppression du plâtrage. Nous lisons cependant dans le mémoire annexe de M. Bouffard, page 5 : « Les vins *plâtrés modérément* sont plus acides, plus frais, plus agréables au palais, etc. » Nous sommes d'accord avec l'honorable professeur de technologie agricole : modérer le plâtrage n'est pas le supprimer. Nous ne serions plus d'accord, au contraire, si l'on voulait appliquer aux vins fortement plâtrés (à 3 ou 4 grammes par exemple) les expressions : *plus agréables au palais*. Nous admettons volontiers les avantages que présente, pour le commerce, le plâtrage des vins ; mais nous nous refusons absolument à admettre que les vins fortement plâtrés soient plus agréables à boire.

On a quelquefois prétendu qu'il est impossible de reconnaître à la dégustation les vins plâtrés de ceux qui ne le sont pas. Il y a ici évidemment une affaire d'accoutumance, comme le prouve le rapport fait à la chambre syndicale du commerce en gros des vins et spiritueux de l'arrondissement de Narbonne, le 28 avril 1885, sur des expériences relatives aux vins plâtrés ou non plâtrés.

Trois échantillons de vin, provenant des environs de Lézignan (Aude), l'un naturel, les deux autres plâtrés avec du sulfate de chaux, ou avec une préparation destinée à remplacer le plâtre, furent soumis à l'examen du syndicat de Narbonne. Ils portaient de simples numéros d'ordre. Nous ne nous occuperons que du vin naturel et du vin plâtré au sulfate de chaux : le premier renfermait 0 gr. 56 de sulfate de potasse; le second en renfermait 4 gr. 09. A la dégustation, le vin plâtré est classé comme supérieur, à l'unanimité; le vin naturel est mis en deuxième ligne, moins deux voix. Une seconde épreuve de dégustation a lieu cinq mois après; les numéros sont intervertis; le vin plâtré est classé en première ligne à l'unanimité, moins une voix; le vin naturel est encore classé en deuxième ligne, à l'unanimité.

D'autre part, la chambre syndicale de Narbonne soumit ces mêmes vins à l'appréciation des chambres syndicales de Nîmes, de Paris, de la Côte-d'Or et de Bordeaux.

La chambre syndicale de Nîmes classe, comme couleur, en première ligne le vin plâtré, en troisième ligne le vin non plâtré. Au point de vue du goût, elle place sur la même ligne le vin naturel et le vin plâtré, tout en reconnaissant un peu plus de finesse au vin naturel.

La chambre syndicale de Paris, comme couleur et comme goût, classe le vin plâtré en première ligne, et seulement en troisième ligne le vin naturel.

La chambre syndicale de la Côte-d'Or classe, suivant mérite : au deuxième rang le vin naturel, et au troisième rang le vin plâtré.

Enfin, la chambre syndicale de Bordeaux rend et motive ainsi le jugement ci-après : « Sans conteste, le vin plâtré a été reconnu comme possédant la couleur la plus intense et la plus vive; le vin naturel comme le moins coloré et le moins vif. Quant au goût, le vin naturel est celui qui a accusé le plus de netteté, alors qu'*à l'unanimité* le vin plâtré a été repoussé au troisième rang comme possédant beaucoup trop d'astringence et d'acidité, en même temps qu'une odeur et une saveur désagréables.

Ce dernier jugement étonne naturellement la Commission narbonnaise, mais il ne nous surprend en aucune manière. Nous avons dit plus haut que les vins plâtrés, et surtout les vins fortement plâtrés, ont un titre acidimétrique plus élevé; de plus, peut-on sérieusement comparer l'acidité du sulfate acide de potasse à celle du bitartrate? Quant à l'astringence, nous savons que le plâtrage fait entrer en dissolution des matières colorantes qui, sans lui, seraient restées dans le marc; or, d'après les expériences de M. A. Gautier, ces matières colorantes se comportent comme des tannins.

Si maintenant on compare les résultats de cette expertise, on reconnaît que le vin plâtré paraît généralement supérieur, comme goût et comme couleur, dans la région même du plâtrage, affaire d'accoutumance, avons-nous dit.

A Paris, où l'on boit généralement des vins de coupage, le jugement manque déjà de sûreté. Mais dans les pays où l'on boit des vins *purs*, comme en Bourgogne et dans le Bordelais, le palais ne s'y trompe pas, et l'on préfère le vin naturel au vin plâtré

Le sulfate neutre de potasse, à la dose de 4 grammes par litre d'eau, n'a pas de saveur très sensible; le sulfate acide, au contraire, rappelle, à une dose bien plus faible, la saveur des vins plâtrés. Certaines personnes, habituées aux vins plâtrés, peuvent nier ce fait, mais nous pouvons certifier que nous connaissons plusieurs négociants qui, par la dégustation seule, reconnaissent les vins plâtrés.

Le président de la chambre syndicale du commerce en gros des vins et spiritueux de Montpellier (Annexe n° 5) avoue que les vins non plâtrés sont recherchés par certaines contrées de la France et payés un peu plus cher (1).

Il paraît reconnu que les vins fins de la Gironde ne pourraient guère supporter une dose de sulfate de potasse supérieure à 0 gr. 40 par litre, sans faire subir à leur saveur une modification susceptible de déplaire aux consommateurs (2).

D'un autre côté, ce n'est un mystère pour personne que les viticulteurs intelligents ne boivent pas leur vin plâtré, ou ne plâtrent pas celui qu'ils réservent pour leur consommation.

(1) Nous reconnaissons toutefois que beaucoup de ces vins du Midi non plâtrés sont surtout recherchés par le commerce des vins de Bordeaux et de Bourgogne pour faire des mélanges, que l'on distingue facilement lorsque ces vins sont plâtrés.

(2) Martin Barbet. *Composition des vins de la Gironde.*

L'altération de la saveur des vins plâtrés est, du reste, un fait notoire, reconnu des honorables professeurs de l'école d'agriculture de Montpellier : « Cependant, quand le plâtrage est un peu exagéré, les vins plâtrés se décèlent au palais par une sensation de sécheresse assez marquée (1). »

Il y a lieu de réfuter enfin un argument invoqué au sujet du commerce des vins étrangers. Tous les vins étrangers, dit-on, sont plâtrés à la cuve, et fortement plâtrés; limiter le plâtrage serait livrer sans défense notre commerce de vin à la concurrence étrangère. Et d'abord tous les pays n'acceptent pas le plâtrage : l'Allemagne interdit les vins plâtrés; la Suisse et l'Italie ont adopté la décision de notre Comité consultatif d'hygiène (2); les autres nous suivront dans cette voie. La limite de 2 grammes de sulfate de potasse par litre étant appliquée à tous les vins, c'est bien plutôt une barrière imposée à certains vins étrangers. A la plainte du comice agricole de Narbonne et de la chambre syndicale de Montpellier nous opposerons la plainte, dans un sens contraire, de la chambre de commerce de Paris.

Les pays étrangers « ne seraient-ils pas en droit, dit M. Jarlaud, d'invoquer les traités de commerce et de protester contre une circulaire qui est, par le fait, une prohibition à l'entrée des vins tels qu'ils se faisaient au vu et au su de tout le monde, bien avant les traités et au moment même où ils ont été conclus (3) ? » La limite du plâtrage est donc plutôt favorable à notre commerce de vins. Témoin encore la réclamation de M. l'ambassadeur d'Espagne à Paris, au sujet de l'application de la circulaire ministérielle du 27 juillet 1880, dont nous avons eu occasion de parler.

Pour nous résumer, en ce qui concerne l'utilité du plâtrage, nous croyons cette pratique *nuisible* à la préparation des vins

(1) *Bulletin du ministère de l'Agriculture*, octobre 1887; *Rapport sur le plâtrage des vins*, p. 494.

(2) *Documents du laboratoire municipal*, 2e rapport (1885), p. 151.

(3) Jarlaud. *Rapport du 15 décembre 1887*, p. 11.

fins de bouche ; *inutile* pour celle des vins bien constitués; *utile*, sinon indispensable, pour la préparation des vins provenant de vignobles bas et humides ou de vendanges faites dans de mauvaises conditions climatériques, ou trop mûres. La clarification de ces vins, après la fermentation, est plus rapidement obtenue, chose importante pour la livraison ou la consommation immédiate. Les vins plâtrés sont, en général, plus faciles à conserver et supportent mieux les transports ainsi que les manipulations que les négociants leur font subir dans les coupages.

III. *Le plâtrage au point de vue de l'hygiène.* — La troisième partie du rapport de M. Foëx est consacrée à l'étude du plâtrage au point de vue de l'hygiène.

M. le directeur de l'école d'agriculture de Montpellier commence par faire observer que « ce n'est que depuis une époque relativement récente que des doutes ont été émis quant à l'innocuité du plâtrage ». C'est qu'en effet, les doutes et les plaintes ne se sont élevés que lorsque les effets du plâtrage ont été mieux connus et depuis que cette pratique s'est généralisée, surtout à la suite de la circulaire du ministre de la justice du 21 juillet 1858, qui créait pour elle une véritable immunité légale. Nous ne suivrons pas l'honorable directeur de l'école d'agriculture dans l'historique qu'il retrace de cette question; nous nous sommes suffisamment étendu sur ce sujet, et nous avons démontré que l'opinion du Comité consultatif d'hygiène ne s'était modifiée que lorsqu'on avait mieux connu les transformations que le plâtrage apporte à la composition du vin. Nous avons surtout insisté, *plus que n'a jugé devoir le faire M. Foëx*, sur les résultats de l'enquête générale ordonnée en 1884, par le ministre du commerce.

M. Foëx se demande si le sulfate de potasse qui se produit dans le vin, en remplacement du bitartrate de potasse, est plus dangereux que ce dernier sel; si l'absorption d'une dose déterminée de l'une ou l'autre de ces substances dans le vin consommé pendant le repas, et par petites fractions, peut être comparée à l'absorption des mêmes quantités prises en dissolution dans l'eau, à jeun et en une seule fois, ainsi que cela a lieu dans les expériences médicales sur lesquelles est basée cette opinion. D'après lui, aucune réponse positive n'ayant été donnée jusqu'ici à cette question, il lui semble indispensable de faire la lumière par une expérience directe et organisée conformément aux méthodes scientifiques modernes.

« En répondant ainsi au vœu de M. Legouest, nous avons pensé, c'est le rapporteur qui parle, pouvoir lever *les scrupules* qui arrêtent le Comité consultatif d'hygiène. L'école d'agriculture de Montpellier était dans des conditions particulièrement favorables à des essais de ce genre : elle possède, en effet, un personnel nombreux et dévoué, dont une partie est nourrie à l'école. *Le vin qui y est habituellement consommé, produit dans l'établissement, n'est pas plâtré.* » Nous prenons acte de cet aveu qui témoigne de la sollicitude du directeur de l'école pour son personel. « Il suffisait donc, pour procéder à des observations comparées, de soumettre une partie de ce personnel au régime des vins plâtrés, et d'observer comparativement les effets produits. »

M. Foëx s'est soumis *pendant un mois*, avec une partie du personnel de son école au régime du vin plâtré. Chacune des dix personnes en observation absorbait par jour un litre de vin contenant 4 grammes de sulfate de potasse (1). « Au cours de l'expérience, ce vin causant quelque fatigue aux sujets du premier lot, à cause de sa teneur en alcool, 13 p. 100, il fut remplacé par un vin également à 4 grammes de sulfate de potasse, mais ne titrant que 8 p. 100 d'alcool.

M. le directeur de l'école d'agriculture rappelle les observations recueillies avec soin par M. le Dr Bourdel et qui font l'objet d'un mémoire annexe. « Il résulte de ce travail, dit-il, qu'aucune modification de quelque importance ne s'est présentée, au cours de l'expérience, chez les sujets qui y étaient soumis. Si trois

(1) D'après M. le directeur de l'école, on a cherché vainement dans le commerce un vin de la région plâtré à 4 grammes; cependant, le tableau II du mémoire de M. Bouffard en mentionne 14 dont on a pu se procurer des échantillons.

personnes du premier lot ont éprouvé quelques malaises passagers, on trouve l'équivalent de ces phénomènes chez deux personnes du second lot qui ne buvaient pas de vin plâtré. Deux sujets, appartenant au premier lot, qui avaient été reconnus atteints d'une affection au cœur, avant le commencement de l'expérience, n'ont subi, pas plus l'un que l'autre, la moindre aggravation dans leur état. Enfin, les analyses d'urine, confiées à M. le professeur Audoynaud, ont montré, ainsi que l'établit le mémoire annexe : 1° que le poids de l'urée et celui des phosphates alcalins et terreux n'ont pas *sensiblement* varié, ce qui prouve qu'aucun trouble fonctionnel ne s'est produit, l'alimentation générale étant d'ailleurs restée la même; 2° que le sulfate de potasse absorbé dans le vin était chaque jour éliminé en totalité par les reins. »

M. Foëx conclut de ces expériences que l'ingestion de 4 grammes de sulfate de potasse par jour, sous forme de vin plâtré, est sans danger *pendant un mois*, et probablement d'une manière indéfinie, puisque la totalité du sulfate de potasse est éliminée au fur et à mesure par les reins.

Pour fortifier son opinion, M. Foëx invoque les résultats obtenus par Rabuteau sur lui-même. Mais Rabuteau, que tout le monde connaît pour avoir impunément essayé sur sa personne tout l'arsenal de la pharmacopée, Rabuteau n'est pas précisément rassurant à propos des vins plâtrés. Il dit expressément que si le sulfate de potasse s'est montré toxique à la dose de 15 ou 20 grammes, il ne peut être inerte *à de plus faibles doses longtemps continuées*. Il redoute que la filtration quotidienne par les reins d'un sel aussi actif n'engendre des affections rénales, et il ajoute que *le sulfate de potasse contenu dans les vins plâtrés est probablement responsable de bien des perturbations de la santé attribuées à l'alcool* (1).

Croit-on, en effet, qu'on puisse, sans en concevoir aucune crainte, changer ainsi, d'une manière permanente, la constitution

(1) *Compte rendu de la Société de Biologie*, 1882, p. 151.

chimique de l'urine? C'est en vain que le rapport allègue que la solution de Bouchardat, administrée contre la gravelle urique, renferme 11 grammes de sels de potasse par litre et qu'on en consomme de 50 centilitres à un litre par jour. D'abord, la potasse n'est pas contenue dans ce médicament à l'état de *sulfate acide*, ce qui n'est pas d'une médiocre importance; ensuite, il n'est pas permis de comparer à un aliment journalier, continu, comme le vin, un médicament dont l'usage n'est qu'accidentel et transitoire. Examinons, d'ailleurs, les mémoires de MM. Bourdel et Audoynaud. La lecture de ces deux documents donne lieu aux réflexions suivantes :

Observations générales relatives aux mémoires de MM. Bourdel et Audoynaud. — Les observations, d'ordre clinique, de M. le Dr Bourdel, aussi bien que celles de M. le professeur Audoynaud, tout en revêtant la forme scientifique, ne permettent pas de conclure en faveur de l'innocuité des vins plâtrés. On peut leur faire quatre objections générales :

1° Le petit nombre et le peu de durée des expériences. Celles-ci ont été poursuivies pendant un mois seulement et sur dix personnes. Il est impossible de reconnaître, dans ces conditions, les phénomènes morbides qui peuvent lentement frapper la nutrition générale, les fonctions des reins et de la circulation.

2° Ces expériences ont été faites à la fin de l'hiver, c'est-à-dire à un moment où, dans le midi de la France surtout, l'élévation de la température amène des variations importantes dans l'alimentation, variations qui troublent et font disparaître celles qu'il s'agissait d'observer. On voit, par exemple, dans ces expériences, que la température s'est abaissée chez tous les sujets (buvant ou non du vin plâtré) de 1°, 5 à 2 degrés, et que l'urée a diminué, en moyenne, de 16 p. 100 chez ceux qui étaient au régime du vin plâtré et de 21, 4 p. 100 chez ceux qui buvaient du vin naturel! Comment, dès lors, songer à examiner ou à discuter l'influence que l'on peut attribuer aux vins plâtrés sur la calorification et sur l'excrétion urinaire?

3° Le régime n'a pas été *identique* et, ce qui est plus grave, *l'état préalable des sujets* n'a pas été suffisamment constaté ou étudié. Ce régime n'a pas été réglé d'une façon constante (1) et il pouvait difficilement l'être, les expériences ayant été faites à la fin de l'hiver et au printemps, c'est-à-dire au moment où tout, dans les habitudes et dans l'alimentation des sujets en expérience, devait nécessairement varier. Il n'est donc pas possible de reconnaître la part qui revient à l'usage du vin plâtré dans les variations de l'urée, de l'acide phosphorique, etc., puisque tout, travail et régime, variait à la fois chez les hommes soumis à l'expérience des vins plâtrés et chez ceux qui n'en buvaient pas. Les variations de l'urée sont là pour le constater.

4° Ces expériences ayant porté presque exclusivement sur des hommes adultes et bien portants, on ne saurait en appliquer les conclusions aux sujets affaiblis, aux personnes particulièrement susceptibles, aux femmes, aux enfants, etc. Peut-on conclure d'ailleurs d'expériences faites sur quelques personnes en bonne santé, mises au régime du vin plâtré pendant un mois, à ce qui se passerait chez des malades atteints de dégénérescence rénale ou d'affections hépatiques? Ajoutons encore qu'il semble que ces expériences ont porté en partie sur des sujets habitués de longue date, en tant que méridionaux, à l'usage de vins plâtrés. Nous ne pensons pas que les commis, garçons, bergers, etc., cités dans cette enquête, eussent fait usage jusque-là de vins de Bordeaux ou de Bourgogne, et dès lors, tout ou partie de ces observations pèche par la base.

Mémoire de M. Bourdel. — Le Dr Bourdel ne dit pas si la totalité des dix personnes soumises à l'usage du vin plâtré (lot A) n'en buvaient pas auparavant. Son expérience nous aurait frappé bien autrement si, après avoir étudié pendant plusieurs mois un lot de dix personnes soumises à l'usage des vins *sans plâtre*, il eût

(1) Témoin le n° 13, qui ne buvait pas de vin plâtré, mais qui a présenté, le 14 mars, un léger état fébrile dû à *un abus de salade*.

introduit tout à coup dans leur alimentation du vin à 4 grammes de sulfate de potasse par litre. Si, dans ces nouvelles conditions, le poids, la température, la puissance dynamométrique, les diverses sécrétions fussent restés les mêmes, son expérience eût été certainement concluante. Mais toutes ses observations ont été faites sans qu'il eût établi, par un contrôle suffisamment long et rigoureux l'état préalable des sujets qu'il devait mettre en expérience. A ces critiques générales, nous ajouterons les quelques objections de détail qui suivent :

1° Expériences sur le poids. Les variations de poids n'ont pas été indiquées; elles seraient cependant les plus importantes à constater. On ne dit même pas que ce poids soit resté constant. Faut-il en conclure qu'il a diminué? C'est ce qui nous paraît le plus probable.

2° Force musculaire. L'auteur du mémoire commence par établir lui-même qu'on ne saurait rien conclure d'une expérience qui a été trop courte. Puis il conclut tout de même que les forces n'ont pas diminué par l'usage du vin plâtré.

3° Température et pouls. M. Bourdel étudie ces deux facteurs à une époque où l'organisme passe rapidement par un milieu et une alimentation très variables. Aussi les variations de température sont-elles notables dans les deux lots (*plâtrés* et *non plâtrés*) et ne permettent pas de conclure.

4° Action sur les voies digestives. Une personne sur dix, le n° 5, qui était lymphatique, dit M. Bourdel, *s'est difficilement habituée au vin plâtré*. Ses malaises ont duré du 24 février au 25 mars. M. Bourdel les attribue, gratuitement selon nous, *à l'excès d'alcool*. Or, nous avons vu, dans le rapport général de M. Foëx, que le premier vin plâtré à 4 grammes et renfermant 13 p. 100 d'alcool ayant fatigué *les dix personnes* du premier lot, on avait substitué à ce vin un autre vin plâtré dont la richesse alcoolique n'était plus que de 8 centièmes. Un malade sur dix, c'est déjà à noter; mais M. Bourdel dit encore que les numéros 2 et 8 ont ressenti des douleurs épigastriques et éprouvé des coliques, de peu de durée il est vrai; puis il constate, en terminant, qu'*aucun* des sujets soumis à l'usage du vin plâtré n'a présenté de troubles sensibles du côté du tube digestif.

M. Bourdel rapporte, à la fin de son mémoire, deux observations caractéristiques, qui lui sont personnelles. A la dose de 7 gr. 50 de sulfate de potasse par litre, dit-il, les vins plâtrés, pris à l'improviste, provoquent des crampes d'estomac, des coliques intestinales et de la diarrhée ; mais *l'usage prolongé* les fait supporter.

Ce fait, rapporté par un partisan du plâtrage, n'est-il pas suffisant à prouver l'influence qu'exerce l'habitude et n'explique-t-il pas la différence d'appréciation des populations du Nord et de celles du Midi ? Il démontre, suivant nous, le peu de fonds que l'on doit faire des essais qui porteraient sur des personnes habituées déjà aux vins plâtrés.

Mais est-il donc bien désirable de s'habituer à supporter, dans un aliment journalier, une substance dont les effets sont notoirement dangereux à la dose de 7 gr. 50 ? Il est bien plus logique de penser que d'autres sujets pourront être sensibles à des doses plus faibles, ou qu'ils n'atteindront pas l'accoutumance. D'ailleurs, plus on se rapproche des doses notoirement dangereuses, plus il est difficile de déterminer la limite en deçà de laquelle cesse tout inconvénient, car la proportion de sulfate de potasse varie sans cesse avec la quantité de vin absorbé.

Il est donc impossible de tirer une conclusion valable des faits relatés dans le mémoire de M. Bourdel.

Mémoire de M. Audoynaud. — Nous ferons au travail de M. le professeur Audoynand les observations ci-après :

Tous les dosages, outre qu'ils ont été faits au moment où les variations de température extérieure et d'alimentation apportaient elles-mêmes une variation notable dans la composition des urines, ont été effectués, comme l'auteur le reconnaît d'ailleurs, par des méthodes un peu imparfaites, mais surtout sur des sujets qui n'avaient pas été suffisamment étudiés avant l'expérience.

En particulier, l'auteur ne donne qu'un seul chiffre relatif au poids de l'urée *avant* l'emploi du vin plâtré, aussi bien qu'au dosage des acides sulfurique et phosphorique. Il semble donc que l'on a pris, une fois pour toutes, les urines de chaque sujet mis en expérience et que l'on a admis que celles de ce jour particulier représentaient pour chacun d'eux l'état normal. On ne peut donc rien conclure de l'état des urines après l'usage du vin plâtré, puisqu'on ne connaît que par une seule expérience ce qu'elles étaient avant qu'on ne fît entrer ce vin dans l'alimentation.

M. Audoynaud termine son mémoire par cette conclusion qui lui paraît satisfaisante : « *La presque totalité du sulfate de potasse s'élimine par les urines.* »

Dès lors, que penser des reins malades, dégénérés ou pouvant mal fonctionner pour une raison même passagère ? Quant aux phosphaturiques et aux calciuriques, il ne faut pas oublier que les vins plâtrés tiennent en dissolution une plus grande proportion de sels calcaires, et particulièrement de sulfate de chaux.

Du reste, il est à remarquer que M. Audoynaud attend sagement les résultats de l'observation médicale et se contente de constater l'absence de désordres sensibles dans l'organisme par suite de l'usage des vins plâtrés.

L'honorable directeur de l'école d'agriculture de Montpellier exprime, en terminant son rapport, la crainte que son expérience *ne paraisse pas suffisante au point de vue de la durée.*

Mais, en dehors de cette objection, qui n'est pas sans valeur, nous ferons remarquer que l'observation recueillie à cette école, toute loyale et bien conçue qu'elle soit, est *un fait négatif.* Or, seraient-ils encore plus nombreux qu'ils ne le sont actuellement, les faits de cet ordre ne sauraient infirmer à aucun degré un seul fait positif qui leur soit opposable.

Que les vins plâtrés n'altèrent pas la santé de tous ceux qui en boivent, cela n'a jamais été mis en doute. Mais il est aussi hors de contestation qu'ils ont causé fréquemment des troubles fonctionnels, parfois aigus, et cela suffit pour qu'il soit interdit de les considérer comme inoffensifs.

Nous avons eu l'occasion de citer quelques faits relevés à la charge des vins plâtrés. Le rapport de M. le Dr Richard en mentionne un certain nombre, dont quelques-uns parfaitement caractérisés et médicalement constatés, que nous avons cru devoir reproduire. Nous demandons à vous citer encore ceux que M. Hugounenq, conseiller général de l'Hérault, a bien voulu nous communiquer, et ceux que nous avons relevés dans le rapport de M. le professeur Andouard, sur le plâtrage, qui nous a été tout récemment adressé.

« Depuis plus de vingt ans, dit M. Andouard, je suis à tout instant requis d'examiner des vins de nature et de provenance très diverses. Le nombre de ceux qui m'ont été soumis est considérable, et je suis sûr d'être bien au-dessous de la vérité en disant que, plus de cinquante fois, il m'a été donné de voir des désordres de la santé réellement imputables à ces vins plâtrés et consistant en troubles plus ou moins sérieux de l'appareil digestif. Ces troubles se sont offerts à mon observation d'une manière continue et non par périodes correspondant à des invasions épidémiques ; la plupart ont été constatés par des médecins, les autres avaient un tel caractère d'évidence, que le doute ne semblait pas possible ; ils cessaient toujours en même temps que l'usage du vin. Dans leur total, je ne comprends ni les accidents douteux ou insignifiants, ni ceux qui m'ont paru empreints d'exagération. Je retiens seulement les plus significatifs, les plus incontestables.

« N'ayant pas tenu registre de tous ces faits, je ne saurais les retracer avec détail ; je citerai seulement, à titre d'exemple, ceux qui correspondent aux dernières années et qui sont encore bien présents à ma mémoire.

« Le premier se rapporte à un homme de quarante-cinq ans, d'une très bonne constitution et qui n'avait jamais souffert de l'estomac jusqu'au jour où il fit usage de vin plâtré. A dater de ce moment ou, plus exactement, trois mois après avoir commencé à boire du vin du Midi, cet homme éprouva des malaises inconnus auparavant. Les digestions étaient pénibles, et d'assez vives douleurs épigastriques se faisaient sentir longtemps après les repas. La sobriété du malade ne pouvait être suspectée, non plus que sa santé habituelle, qui avait toujours été très bonne; la consommation quotidienne de vin dépassait à peine un litre, et aucun excès n'était commis par ailleurs.

« Après avoir inutilement cherché à modifier cet état normal par les moyens ordinaires de la thérapeutique, le médecin tourna ses investigations vers le régime alimentaire, et l'analyse du vin me fut demandée. Ce vin avait été plâtré : il contenait 3 gr. 50 de sulfate de potassium par litre. Le médecin crut voir là la cause des accidents; il fit cesser l'usage du vin, et, peu de jours après, le malade fut délivré de ses douleurs d'estomac, sans avoir recours aux calmants dont il avait pris l'habitude. Je m'étais assuré, bien entendu, que le vin ne recélait aucune substance nuisible, en dehors du sulfate potassique.

« Un deuxième cas m'a été présenté par une femme de soixante ans, alerte encore, malgré son âge, et exempte de lésions de l'appareil digestif. Je n'ai pas pu savoir exactement depuis combien de temps elle faisait usage du vin qui a été considéré comme responsable des accidents observés, mais il est probable que cet usage remontait à plus d'un an. Au moment où j'ai été mis au courant de sa santé, elle m'a appris que, depuis quelques mois, elle ressentait de fréquentes coliques, accompagnées d'une sensation très pénible de brûlures à l'estomac, et, par intermittences, d'un dérangement intestinal modéré, mais rebelle. Pour combattre le mal qui menaçait de devenir chronique, son médecin avait épuisé sans succès l'arsenal des antidiarrhéiques, lorsque je l'informai que l'analyse du vin consommé par la malade y démontrait la présence de 2 gr. 70 de sulfate de potassium par litre. Il prescrivit aussitôt de substituer un vin non plâtré à celui qui était bu ordinairement. Grâce à cette précaution, l'irritation de l'intestin fut un instant calmée, mais elle revint bientôt et persista plus de trois mois encore, par l'achèvement clandestin de la provision de vin plâtré auquel, je l'ai su plus tard, on n'avait pas voulu renoncer. Le médecin, consulté derechef à cette occasion, m'a dit que cette observation était, pour lui, démonstrative des inconvénients du plâtrage des vins.

« En même temps que ce fait se passait sous mes yeux, le directeur de l'établissement départemental des sourds-muets de la Loire-Inférieure me signalait une véritable épidémie de diarrhée, brusquement survenue dans son établissement et qui avait atteint trente enfants à la fois, alors qu'il n'en existait pas dans les environs. Craignant que la cause du mal ne résidât dans les aliments distribués aux élèves, le directeur me fit examiner successivement l'eau, le pain et le vin de la maison.

« L'eau était potable, exempte de nitrites, d'ammoniaque et de matières organiques en excès; son examen bactériologique était très satisfaisant. Le pain, de très belle qualité, avait été fait avec de la farine de froment pure de tout mélange. Quant au vin, il n'avait été additionné ni de matière colorante suspecte, ni de substance minérale nuisible, mais il était fortement plâtré : j'y dosai 4 grammes de sulfate de potassium par litre.

« Averti de ce fait, le directeur s'empressa de supprimer la distribution du vin plâtré, sans espérer beaucoup de l'efficacité du moyen. Il faisait habituellemeut couper cette boisson par moitié avec d'autre vin qui ne se trouvait pas plâtré, et il considérait le mélange comme bien anodin.

« A sa grande surprise, les accidents cessèrent comme par enchantement, deux jours après la modification du régime, sans qu'aucune médication eût été dirigée contre les troubles digestifs des pensionnaires.

« Les partisans du plâtrage pourront soutenir qu'il n'y a, dans les faits de ce genre, que de simples coïncidences. L'observation médicale est chose toujours délicate, et l'erreur est facile en matière de causalité. Mais, quand on a vu maintes fois les mêmes désordres se renouveler dans les mêmes conditions et disparaître par le seul retrait de leur cause apparente, on est invinciblement conduit à regarder cette cause apparente comme la cause réelle. Voici, du reste, un autre fait, dont j'ai été témoin il y a quelques années, et qui paraîtra peut-être plus probant que les précédents :

« Un homme de quarante ans environ, très légèrement dyspeptique, avait été assez éprouvé par l'usage de vin plâtré, soutenu pendant quelques semaines seulement. Il avait gardé un souvenir si fidèle des douleurs d'estomac dont il avait souffert en cette circonstance, et il était si sensible à l'action du sulfate acide de potassium, qu'il lui suffisait de boire deux ou trois fois de suite le même vin, pour dire s'il était ou non plâtré. Plus de vingt fois, il m'a remis des vins consommés chez lui ou chez des amis, en m'annonçant que je les trouverais plâtrés. Il ne s'est jamais trompé; son estomac était aussi infaillible que les réactifs chimiques, et pourtant, souvent le sulfate de potassium trouvé n'excédait pas 2 grammes par litre.

« En présence d'un résultat aussi parlant, il me semble impossible de ne pas admettre que les vins plâtrés soient nuisibles, au moins à certains tempéraments, et cet argument pourrait suffire à les faire écarter de l'alimentation. »

Nous avons cru devoir rapporter textuellement au débat ces observations de l'honorable professeur de l'école de médecine de Nantes. Mais il y a lieu de remarquer que ces observations ont été faites en Bretagne, au milieu d'une population habituée au cidre; il serait peut-être difficile d'affirmer que les troubles ou les accidents rapportés par M. Andouard sont dus, au moins exclusivement, au sulfate de potasse, alors que les vins du Midi, généralement très corsés, peuvent, en dehors de la présence de ce sel, fatiguer des estomacs susceptibles ou mal habitués.

M. Hugounenq nous communique les faits suivants :

1° « Un agrégé de la faculté de Montpellier s'est vu obligé de renoncer au vin que lui *donnait* son beau-père, viticulteur de l'Aude, à cause des accidents que lui occasionnait l'usage de ce vin fortement plâtré.

2° « Un riche manufacturier allait tous les ans passer plusieurs semaines chez son beau-frère domicilié à Béziers, et, chaque fois, il était régulièrement indisposé pendant toute la durée de son séjour. Un ami, auquel il s'en était ouvert, lui dit que le vin du Midi, dont il n'avait pas l'habitude, en était probablement la cause. L'année suivante, il apporta sa provision de vin, et son séjour ne fut plus troublé par les indispositions qu'il avait ressenties les années précédentes.

3° « Un fermier du domaine de Saint-Martin (commune de Lodève) avait acheté à un négociant de Cette une barrique de vin destinée à la consommation de sa famille et de deux ouvriers qu'il occupait alors. Au bout de quelques jours, tous furent plus ou moins atteints de douleurs au creux de l'estomac, de douleurs d'entrailles, puis de diarrhée persistante, avec sentiment d'âpreté à la gorge. L'un des ouvriers attribua au vin l'indisposition dont il souffrait ; après quelques hésitations, il en discontinua l'usage.

« Tous les phénomènes qu'il éprouvait auparavant (comme les autres personnes de la table) ne tardèrent pas à disparaître. Peu convaincu par cette expérience, pourtant si nette, on l'engagea à reprendre l'usage du vin : la diarrhée et les autres symptômes se manifestèrent de nouveau, avec la même intensité. Le vin fut analysé ; on trouva près de 5 grammes de sulfate de potasse et 5 p. 100 seulement d'alcool. L'usage de ce vin fut alors abandonné, et les troubles digestifs cessèrent chez toutes les personnes. »

Que penser, après toutes ces citations, des affirmations de ceux qui prétendent que pas une plainte ne s'est élevée contre le plâtrage, et qu'on n'a signalé aucun effet fâcheux résultant de l'usage des vins plâtrés ?

Si « le Midi tout entier, par son état de santé général, proteste, par sa vitalité, contre *les affirmations en l'air* des rapporteurs du Comité consultatif d'hygiène publique de France (1) », les populations qui ne sont pas habituées à l'usage des vins plâtrés protestent à leur tour, comme on le voit, contre le plâtrage et surtout contre le plâtrage exagéré.

Votre rapporteur vous a entretenu, le 17 mai 1887 (2), à cette même tribune, d'accidents personnels survenus à la suite de la substitution involontaire de vin plâtré au vin dont il faisait habituellement usage et qui ne l'était pas. Ces accidents, qui persistaient opiniâtrement, malgré le changement de régime, ne cessèrent qu'avec l'usage du vin plâtré. Ce vin renfermait 3 gr. 86 de sulfate de potasse par litre. La substitution d'une solution alcoolisée de bitartrate de potasse fit cesser les accidents, qui reparurent dès que l'on fit usage d'une solution alcoolisée contenant 3 gr. 86 de sulfate de potasse. Les mêmes phénomènes se reproduisirent lorsqu'on voulut reprendre l'usage du vin plâtré après un second régime à la solution de bitartrate de potasse.

Cette expérience répond à l'un des arguments habituels des défenseurs du plâtrage, à savoir qu'il existe une grande différence entre les effets que produit sur l'organisme le sulfate de potasse tel qu'il se trouve dans le vin et les effets produits par une simple dissolution de ce sel. Or, les effets ont été chez nous constamment les mêmes, soit sous l'influence du vin plâtré, soit sous l'influence de la solution alcoolisée de sulfate de potasse, et inversement.

En terminant son rapport relatif aux expériences faites à l'école d'agriculture de Montpellier, M. Foëx dit que ses observations prévaudront tant qu'une autre expérience, faite dans les mêmes conditions et plus prolongée, ne sera pas intervenue. Celle que nous venons de rappeler était déjà faite. A l'observation négative

(1) Annexe n° 7. Lettre du président du syndicat régional de Narbonne, en faveur du plâtrage.

(2) H. Marty. Note sur l'action que peut exercer sur les voies digestives l'usage du vin plâtré. *Journal de pharmacie et de chimie*, 5e série, t. XV, p. 595.

de M. Foëx, nous opposons un fait positif, soigneusement étudié et reproduit à plusieurs reprises dans l'espace de deux mois.

Le Comité consultatif d'hygiène publique, appelé à se prononcer sur les résultats de l'enquête ordonnée par M. le ministre de l'agriculture, a émis, en approuvant le rapport de MM. les docteurs Pouchet et Richard, l'avis suivant :

« En résumé, l'expérience entreprise à l'école nationale d'agriculture de Montpellier n'a pas été continuée assez longtemps: elle n'a pas été étendue à un nombre suffisant de personnes pour prévaloir contre les résultats de l'enquête imposante entreprise, il y a trois ans, dans toute la France par les soins de M. le ministre du commerce. Rien, dans ce rapport, n'est de nature à modifier les conclusions antérieures du Comité. »

VII

Le plâtrage doit-il être interdit? Peut-on le tolérer dans une certaine limite ?

Nous avons longuement énuméré et réfuté, croyons-nous, les arguments divers que l'on invoque en faveur de la liberté absolue du plâtrage. Nous avons établi que ce n'est que depuis 1849 que cette pratique s'est généralisée ; la circulaire ministérielle du 21 juillet 1858 a contribué à l'exagérer en lui accordant l'immunité.

Nous avons prouvé, par les citations même des rapporteurs, que l'avis du Comité consultatif d'hygiène s'était modifié aussitôt que la vérité avait été connue sur la transformation profonde que le plâtrage fait subir au vin. La question a été portée *huit fois* devant le Comité. Les deux premières fois, cette assemblée a rendu un avis favorable, mais ainsi motivé : « *Dans l'état actuel de nos connaissances, et d'après les données que nous possédons sur la matière*, etc., etc. »

Depuis, la lumière a été faite, et l'opinion du Comité a dû nécessairement se modifier, mais elle n'a plus varié.

On n'en continue pas moins à protester contre la circulaire du 27 juillet 1880 apportant une limite au plâtrage.

Ces protestations appellent nécessairement des protestations en sens contraire, et, comme on l'a vu lors de l'enquête générale ordonnée en 1884, quarante-sept assemblées ont demandé la proscription absolue du plâtrage.

Tout récemment encore, à la fin du mois de janvier, M. Andouard, membre correspondant de l'Académie, nous adressait aussi un mémoire sur le plâtrage des vins. Dans ce travail (1) très bien ordonné et rempli de faits intéressants, le sympathique professeur réfute, comme nous l'avons fait nous-même, les assertions, et conteste les expériences des professeurs de l'école nationale d'agriculture de Montpellier. Tout en nous associant aux principes et aux idées développés dans ce mémoire, auquel nous avons été heureux de faire plus d'un emprunt, nous ne pouvons suivre l'auteur jusqu'à approuver ses conclusions, qui nous semblent trop radicales. M. Andouard se place au point de vue exclusif de l'hygiène et demande la suppression non seulement du plâtrage, mais de toute autre méthode que l'on tenterait de lui substituer. Sans doute l'idéal serait de ne boire jamais que du vin absolument pur; mais il faut compter, comme nous l'avons déjà dit, avec les difficultés de la production, les besoins ou les exigences du commerce, et aussi avec ceux des consommateurs qui préféreront toujours un vin, même légèrement plâtré, à l'absence de tout vin, ou à son remplacement par une boisson fermentée plus artificielle.

Nous avons, à diverses reprises, donné les motifs de notre opinion contre le plâtrage exagéré ; nous devons à la vérité de faire ressortir, en faveur du plâtrage modéré, un avantage réel qui en résulte, même au point de vue des consommateurs.

(1) Andouard. Le plâtrage des vins. *Annales d'hygiène et de médecine légale*, 3e série, p. 303.

Il est incontestable que l'on doit, chaque année, à cette pratique la conservation de milliers d'hectolitres de petits vins, de crus assurément médiocres, mais dont l'emploi est à coup sûr préférable à celui des piquettes de raisins secs ou d'autres boissons similaires. Cette considération présente une réelle importance, alors que déjà le phylloxéra a si fortement réduit la production, sans que la consommation ait diminué dans une proportion équivalente (1). On aura toujours intérêt à ne pas être privé de vin.

Nous estimons dès lors qu'il y aurait difficulté, et même inconvénient, à interdire absolument le plâtrage avant que l'on ait trouvé un autre procédé de vinification inoffensif et donnant les mêmes résultats pratiques.

Il n'en est pas moins indispensable de limiter l'emploi du plâtre dans la fabrication du vin, de façon à atténuer autant que possible les conséquences fâcheuses qui en résultent au point de vue de la composition définitive de ce liquide.

N'oublions pas surtout que ce n'est pas seulement la présence du sulfate neutre qui est à redouter dans les vins plâtrés, mais bien l'introduction du *sulfate acide de potasse.*

On connaît déjà par les expériences de MM. Podcopaew, Kemmerich, Eulembourg et Gutmann l'action toxique de certains sels de potasse introduits dans l'estomac (2).

(1) « Les progrès croissants du phylloxéra sont venus diminuer le rendement de nos vignes françaises de près de moitié. D'une moyenne annuelle de 60 à 65 millions d'hectolitres pour les dix années 1860 à 1870, la production des vins français est tombée à 48 millions d'hectolitres dans la période de 1877 à 1880, et paraît se maintenir aux environs de 30 à 35 millions depuis trois ou quatre ans. L'exportation ayant baissé de 2 millions d'hectolitres, l'importation a augmenté de 7 millions; il s'ensuit que 5 millions d'hectolitres seulement de vins étrangers ont été ajoutés, dans ces derniers temps, aux 35 millions produits par le sol de notre pays ; c'est donc au total 40 millions d'hectolitres disponibles pour une consommation qui ne paraît pas s'être abaissée au-dessous de 60 millions. Il s'ensuit qu'au minimum 20 millions d'hectolitres de vin ont été, par conséquent, fabriqués chaque année avec du raisin sec, du sucre, des piquettes, ou par simple addition d'eau. » (A. Gautier. *La sophistication des vins,* 1884, p. 2.)

(2) A. Gautier. *Chimie appliquée à la physiologie, à la pathologie et à l'hygiène,* t. I, p. 117.

Nous avons parlé des expériences de Rabuteau et cité son opinion sur le sulfate de potasse contenu dans les vins plâtrés.

« A dose élevée, dit encore notre savant collègue, M. Dujardin-Beaumetz, le sulfate neutre de potasse est un irritant violent qui donne lieu à une sensation de brûlure à l'estomac, à des vomissements, à des superpurgations (1). »

L'usage de ce sel, comme purgatif, est depuis longtemps tombé en désuétude, à cause de ses effets irritants. Mais que dire du *sulfate acide de potasse* dont l'usage à l'intérieur ne saurait être tenté, à cause de ses propriétés caustiques, et qui n'a reçu jusqu'ici d'autre application que dans la préparation de l'eau gazeuse artificielle, où il se comporte comme de l'acide sulfurique libre ?

Ne semble-t-il pas démontré jusqu'à l'évidence que la prudence conseille de ne tolérer que la plus petite quantité possible d'un composé aussi actif dans une boisson d'un usage journalier et dont la quantité absorbée peut être considérable (2) ? Ne sommes-nous pas fondé à dire que la tolérance de 2 grammes de sulfate de potasse par litre, que nous avons déjà demandée, doit être considérée comme un maximum et ne doit pas être franchie ?

D'autre part, on nous signale une proportion très sensible d'alumine dans certains vins plâtrés d'Algérie.

« Le vin plâtré, dit M. Girard, directeur du Laboratoire municipal de Paris, renferme toujours de l'alumine qui vient du plâtre et qui s'est dissoute à la faveur des acides (3). Les sels d'alumine

(1) G.-S. Dujardin-Beaumetz. *Dictionnaire de thérapeutique*, article *Sulfate de potasse*, 17e fascicule, p. 304.

(2) « Dans les pays métallurgiques, là où les ouvriers boivent et sont obligés, par leur métier, de boire quatre à cinq litres de vin par jour, les vins plâtrés sont loin d'être considérés comme inoffensifs. Les ouvriers ressentent, au bout de quelques jours, une sécheresse à la gorge, un resserrement d'estomac, comme ils l'appellent, et l'appétit disparaît. Dans le Midi on n'observe guère ces indispositions, parce qu'on boit beaucoup moins de vin, et parce qu'on finit par s'habituer à l'action du sulfate acide de potasse. Mais dans les pays vinicoles où on ne plâtre jamais les vins, les travailleurs eux-mêmes refusent de boire nos vins plâtrés. » (Bastide. Du plâtrage des vins, *Répertoire de pharmacie*, t. V, p. 49.)

(3) Ch. Girard. *Annales d'hygiène publique*, 3e série, t. VI, p. 7.

ont également une action nuisible sur la santé. Dragendorff dit, dans sa toxicologie, que l'usage prolongé de doses faibles amène quelquefois à sa suite un catarrhe chronique de l'estomac. Les vins fortement plâtrés contiennent en solution du sulfate de chaux ; or, on sait avec quel soin on évite les eaux séléniteuses qui sont dures, indigestes et amènent des dérangements intestinaux et des engorgements. »

La limitation à 2 grammes équivaut, dit-on, à l'interdiction absolue, car le sulfate de potasse se rencontre normalement dans les vins naturels à des doses parfois très rapprochées de la dose limite, et les effets pratiques que l'on demande au plâtrage ne sauraient être obtenus dans ces conditions.

Nous avons réfuté l'erreur que l'on voudrait accréditer et qui tendrait à élever la proportion des sulfates contenus dans les vins purs. Nous persistons à croire que cette proportion, évaluée en sulfate neutre de potasse, ne s'élève pas sensiblement au-dessus de six décigrammes (0 gr. 60) par litre de vin. Aussi, et tout en tenant compte, dans une large mesure, des usages du commerce, dès que la proportion de sulfate de potasse dépasse huit décigrammes (0 gr. 80) par litre, on peut affirmer à coup sûr que l'on n'a pas affaire à un vin naturel, mais à un vin plâtré, sulfuriqué ou aluné, ou bien à un mélange.

Au point de vue de la production, la tolérance de 2 grammes de sulfate de potasse est suffisante pour assurer la conservation du vin, à la condition que le vin ait été fait dans de bonnes conditions de vendange, c'est-à-dire que le raisin n'ait pas acquis un point de maturité exagéré. Ce défaut a le double inconvénient de faire disparaître l'acidité indispensable aux vins pour leur conservation et leur bouquet (les vins peu acides deviennent plats) et d'exposer la vendange à l'action plus active des ferments et des moisissures qui envahissent le raisin trop mûr. Les propriétaires intelligents reconnaissent eux-mêmes qu'avec des soins la limite de 2 grammes suffit pour obtenir les résultats attendus.

Porter la tolérance à 4 grammes équivaudrait à la liberté à peu près complète. M. Jarlaud, membre de la chambre de commerce de Paris, dans son rapport adressé à cette chambre, en 1885, au nom de la commission n° 1, sur le plâtrage des vins, disait : « Et pourquoi l'immunité absolue retirée aux vins plâtrés par la circulaire d'août 1880 existe-t-elle néanmoins en fait? C'est qu'apparemment, nous dirons mieux, c'est qu'évidemment *depuis 1880 il ne s'est pas présenté un seul cas qui ait démontré la nécessité des vins plâtrés à plus de 2 grammes.* Autrement, il n'est pas douteux que notre gouvernement, soucieux comme il l'est de l'hygiène publique, n'eût intimé l'ordre aux récoltants étrangers que les vins plâtrés à plus de 2 grammes ne pourraient plus circuler en France (1). »

Depuis, il est vrai, M. Jarlaud a changé d'opinion. Converti sans doute par le rapport du directeur de l'école d'agriculture de Montpellier, il demande que la limite soit portée à 4 grammes, et cela dans ces termes : « Votre commission n° 1, dit-il, *évitant de se prononcer, sur la question d'hygiène, qui lui est étrangère,* et désirant rester exclusivement sur le terrain viticole et commercial, etc. (2). »

Là se trouve évidemment le nœud de la question : si l'on se place au point de vue exclusif de l'hygiène, on est porté à proscrire absolument le plâtrage ; en ne considérant, au contraire, que l'intérêt vinicole et surtout commercial, on penche vers la liberté complète de cette pratique.

« Il est à remarquer, dit M. Foëx dans son rapport, que les vins les plus chargés en sulfate de potasse sont généralement des vins de coupage et qui n'arrivent à la consommation qu'après avoir été mélangés avec d'autres renfermant des quantités très minimes de ce sel, tels que ceux du Centre et de l'Est. » Cet argument, que reproduit la chambre de commerce de Montpellier (3), se trouve absolument contredit par les rapports constatant les désordres causés par l'usage de vins renfermant 3 grammes,

(1) Pouchet. Rapport sur le plâtrage des vins, *loc. cit.*, p. 245.

(2) Jarlaud. Rapport du 15 décembre 1887, p. 12.

(3) Rapport de M. le directeur de l'école d'agriculture de Montpellier, *Annexe* n° 4.

4 grammes et jusqu'à 6 gr. 3 de sulfate de potasse par litre, et par les analyses faites par M. Magnier de la Source sur des *vins de coupage* provenant de l'entrepôt de Bercy, prêts à être livrés à la consommation. Nous avons vu que sur 200 échantillons, 57 ont été trouvés plâtrés à plus de 3 grammes, et 5 renfermaient de 4 à 6 grammes de sulfate de potasse.

« J'ai eu souvent, dit encore M. Magnier de la Source, et j'ai quelquefois encore l'occasion d'analyser des vins dans lesquels je trouve jusqu'à 5 gr. 50, 6 grammes et même davantage de ce sel purgatif (sulfate de potasse). A mon sens, de pareils vins ne sont plus des boissons, mais de véritables médicaments ; à ce titre, on devrait les empêcher d'être livrés à la consommation, *soit en nature, soit mélangés à d'autres vins* (1). »

On objecte encore que la limite du plâtrage aurait pour conséquence non seulement de nuire au commerce intérieur, qui ne saurait se passer de vins plâtrés, mais encore de livrer nos vins indigènes sans défense à la concurrence des vins étrangers. Les vins étrangers sont *très plâtrés*, dit le document annexe n° 5 ; on plâtre en Portugal, en Espagne, en Italie, en Grèce, en Dalmatie. Ces assertions ne paraissent pas absolument exactes. M. Jarlaud, dans son rapport du 15 décembre 1887 (page 10), dit que le négociant français, détenteur de vins plâtrés, *les coupe avec des vins étrangers qui le sont peu*. Il faudrait cependant que ces messieurs se missent d'accord.

Nous avons déjà dit que l'Allemagne interdit les vins plâtrés.

Par arrêté du 27 août 1880, le conseil d'État du canton de Genève a déclaré considérer comme boissons falsifiées les vins dans lesquels la présence du sulfate de potasse, résultant soit du plâtrage, soit d'un mélange de plâtre ou d'acide sulfurique au vin, soit de coupages de vins non plâtrés avec des vins plâtrés, serait

(1) Magnier de la Source. De l'influence du plâtrage sur la composition et les caractères chimiques du vin. (*Journal des connaissance médicales*, 1884, *loc. cit.*)

régulièrement constatée dans une proportion supérieure à 2 grammes par litre.

Tout récemment, une circulaire de M. le ministre de l'intérieur d'Italie, en date du 24 juin 1887, défend de mettre en vente des vins contenant une proportion de sulfate de potasse supérieure à 2 grammes pour 1000, et oblige même les revendeurs à déclarer plâtré leur vin, chaque fois qu'ils en mettent de pareil en vente. Voici le texte de cette circulaire :

Royaume d'Italie. — Ministère de l'intérieur. — Bureau spécial de la police sanitaire. — Circulaire à MM. les préfets du royaume.

Rome, le 24 juin 1887.

A la suite d'études nouvelles plus approfondies, basées sur des expériences scientifiques et pratiques, le Comité supérieur de santé a été conduit à revenir sur ses délibérations antérieures concernant l'innocuité des vins plâtrés, et à émettre les vœux suivants :

« Qu'il était indiqué de provoquer l'abandon de la pratique du plâtrage, parce qu'elle altère profondément quelques-uns des éléments essentiels qui constituent le vin auquel elle fait perdre des matériaux utiles à l'organisme et ajoute du sulfate de potasse, lequel peut être présumé scientifiquement nuisible à la santé s'il est ingéré à une dose tant soit peu forte.

« Que, d'ailleurs, on peut tolérer la vente des vins plâtrés, à la condition qu'ils ne contiennent pas plus de deux pour mille de sulfate de potasse, et qu'ils soient déclarés tels dans le commerce. »

D'autre part, indépendamment des raisons hygiéniques, la commission de viticulture et d'œnologie près du ministère de l'agriculture et du commerce, reconnaissant la possibilité de substituer au plâtrage d'autres méthodes plus rationnelles pour obtenir les effets que les fabricants de vins recherchent dans cette méthode, a émis également l'avis que, pour des raisons commerciales, il convenait de faire cesser ou au moins de diminuer cette pratique.

Or, le ministre soussigné, désirant que le vœu du Comité supérieur de santé reçoive son exécution, vous prie de le porter à la connaissance des communes dépendant de votre préfecture, invitant ceux que de droit qu'ils aient à modifier leur règlement d'hygiène pour y introduire les prescriptions nécessaires défendant de mettre en vente des vins contenant une proportion de sulfate de potasse supérieure à deux pour mille, et obligeant les revendeurs de déclarer plâtré leur vin chaque fois qu'ils en mettent de pareil en vente.

Toutefois, comme il s'agit de frapper un produit admis dans le commerce jusqu'à ce jour, et comme ce produit, bien que nuisible à la santé publique, ne peut être regardé comme tellement dangereux qu'il soit nécessaire de le soustraire immédiatement à la vente et d'en exiger la destruction, il sera bon que les communes qui doivent édicter la défense en question accordent un délai déterminé pour permettre aux industriels d'écouler les vins dont ils sont détenteurs, et de se conformer aux prescriptions nouvelles.

Dans les pays où l'on a recours au plâtrage pour la fabrication des vins, les municipalités devront conseiller à leurs administrés l'abandon de cette pratique et tâcher de leur persuader de suivre les instructions qui seront, à cet effet, publiées par le ministère de l'agriculture et du commerce pour assurer à leurs produits les qualités marchandes par des moyens faciles et sûrs. De toutes les façons, elles devront ordonner que ceux qui voudront persister dans cette pratique aient à se renfermer dans la proportion de deux pour mille, c'est-à-dire dans la limite maxima tolérée dans les pays étrangers et rendue dorénavant réglementaire chez nous par la présente circulaire.

Je vous ferai remarquer pourtant que les vins plâtrés, devenant dangereux pour la santé publique, en raison de la quantité de sulfate de potasse qu'ils contiennent en sus de la limite prescrite, il ne sera pas nécessaire que les communes exigent la destruction des vins dans lesquels on trouverait une dose supérieure à celle ci-dessus, même lorsque la défense sera mise en vigueur : il suffira qu'elle mette simplement le séquestre sur ces vins, jusqu'à ce que les propriétaires consentent, par des coupages avec des vins non plâtrés et sous la surveillance de l'autorité municipale, à abaisser la proportion de sulfate dans la limite prescrite.

Vous aurez à veiller d'une façon particulière à ce que toutes les communes se conforment aux prescriptions de la présente circulaire, dont les dispositions sont nécessitées autant par les besoins de la santé publique que par l'intérêt de l'industrie et du commerce dans le pays.

Vous accuserez réception de la présente circulaire à mon ministère.

Le ministre,

Signé : CRISPI.

Nous croyons que ce n'est pas au moment où les nations voisines sont en voie d'adopter le plâtrage modéré, que nous défendons ici, qu'il convient de modifier les conclusions du Comité consultatif d'hygiène de France, et nous n'avons rien à ajouter aux excellentes raisons données par le Dr Gallard dans son rapport du 28 novembre 1880 (1).

VIII

Résumé et Conclusions.

Résumons les faits et les arguments qui se dégagent des documents divers que nous venons d'analyser devant vous. Quel est le but, quelle est l'utilité, quelles sont les conséquences du plâtrage ?

Au point de vue de la production. — L'addition du plâtre à la vendange rend la fermentation plus rapide et plus complète ; elle empêche ou rend plus difficiles les fermentations ultérieures;

(1) Nous recevons au dernier moment un rapport fait à la Société de pharmacie de Bordeaux dans lequel on demande que la tolérance du plâtrage soit portée à 4 grammes. Nous avons lieu de nous étonner de voir une proposition semblable émaner d'un centre où l'on a conservé jusqu'ici, avec un soin jaloux, le culte des saines traditions vinicoles.

Nous ne nous arrêterons pas à discuter ce travail. La Commission bordelaise refuse toute valeur aux faits relevés à la charge du plâtrage, et traite de pur sentiment les objections faites aux vins plâtrés.

Cette Commission n'exprime, du reste, aucune conviction personnelle; elle s'en rapporte entièrement aux expériences qui ont été faites à l'école d'agriculture de Montpellier, et elle adopte le chiffre de 4 grammes, *parce qu'il a servi de base à des essais démonstratifs;* elle admettrait tout aussi bien celui de 3 grammes ou de 5 grammes, si les expériences avaient porté sur 3 ou 5 grammes comme limite maxima. Nous avons vu ce qu'il fallait penser de ces essais démonstratifs.

L'auteur du rapport nous paraît mieux inspiré lorsqu'il exprime l'espoir que, grâce à la simplification des appareils de pasteurisation, la viticulture méridionale en arrivera à se débarrasser économiquement par la filtration et le chauffage, et mieux encore qu'avec le plâtre, des germes d'altération des vins. Nous nous associons à cet espoir et, avec la commission bordelaise, nous exprimons le vœu que le progrès amène la disparition du plâtrage.

elle relève le degré acidimétrique du vin, d'où résulte une coloration plus intense et plus vermeille ; elle dépouille et clarifie le vin et le rend rapidement marchand ; elle facilite sa conservation.

Au point de vue du commerce. — Les vins plâtrés sont d'une conservation plus assurée ; grâce à leur clarification et à leur acidité plus grande, ils résistent mieux aux altérations connues sous le nom de *maladies des vins.* Ils supportent mieux les chaleurs, les transports, les manipulations, les coupages.

Au point de vue des consommateurs. — Ceux-ci sont de beaucoup les plus nombreux, et doivent nous intéresser tout particulièrement. — Les avantages que nous venons d'énumérer en faveur du plâtrage se heurtent aux questions d'hygiène et de salubrité.

Nous savons, en effet, aujourd'hui, que le plâtrage modifie profondément la composition du vin, et d'une façon fâcheuse pour la santé. Les expériences définitives des chimistes ont démontré que les vins plâtrés renferment toujours une certaine proportion, souvent élevée, de *sulfate acide de potasse*, composé dans lequel, d'après M. Berthelot, une partie de l'acide sulfurique se trouve comme à l'état de liberté. L'action de ce sel sur les voies digestives est tout autre que celle du bitartrate de potasse, beaucoup plus énergique assurément que celle du sulfate neutre de la même base. A ce seul titre, les vins plâtrés doivent être tenus en suspicion, et l'hygiène a le droit et le devoir d'intervenir, car la proportion de sulfate acide qu'un plâtrage exagéré peut introduire dans le vin produit certainement des désordres, et parfois des accidents, comme la preuve en a été déjà faite.

Il est donc très fâcheux de voir déclarer, par le comice agricole de Narbonne, que le plâtrage rend les vins potables et *hygiéniques*, et que la dose de 4 grammes de sulfate de potasse est acceptée par les *consommateurs* (1). On a vu, par le résultat de l'enquête générale de 1884, ce qu'il faut penser de cette affirmation plus que hasardée.

(1) Rapport de M. le directeur de l'école d'agriculture de Montpellier, *Annexe* nº 3.

Les raisons développées par notre savant collègue, M. Legouest, dans son rapport du 12 mai 1879, sont aussi vraies, aussi justes aujourd'hui qu'elles l'étaient à cette époque. Les *présomptions scientifiques* qu'il invoquait et qu'il déclarait insuffisantes pour proscrire absolument le plâtrage des vins, mais assez près de la conviction pour en limiter les effets, ces présomptions, disons-nous, sont devenues des faits bien établis, contre lesquels ne sauraient prévaloir des résultats contraires, d'ordre négatif, invoqués par les intéressés.

La concession faite à cette époque, par l'hygiène, aux nécessités de la production vinicole et du commerce des vins, nous paraît devoir être encore aujourd'hui prise en sérieuse considération.

A ceux qui demandent la proscription absolue du plâtrage, on pourrait d'ailleurs toujours opposer ceux qui réclament sa liberté absolue.

Mieux inspirés nous paraissent ceux qui, tout en désirant que l'on étudie les moyens de se passer du plâtrage, acceptent, en attendant, comme un pis aller, le plâtrage modéré. A ce titre nous devons citer l'opinion de M. le professeur Gautier. Dans son article « Vin » du *Dictionnaire de chimie* de Wurtz (1), et, plus tard, dans son très intéressant ouvrage sur la sophistication des vins, il s'exprime ainsi : « Je pense, pour ma part, que quoi qu'il soit difficile d'établir que l'usage continu des vins *moyennement, ou légèrement plâtrés,* soit sensiblement nuisible à la santé, *la pratique du plâtrage devrait être abandonnée.* C'est à bon droit que le Comité consultatif d'hygiène de France a demandé qu'on généralisât la mesure, adoptée déjà par le Conseil de santé des armées, de rejeter de la consommation les vins donnant par litre plus de 2 grammes de sulfate de potasse (calculé d'après le poids de l'acide sulfurique total). »

Nous acceptons, sans aucune réserve, la manière de voir de notre savant collègue. Nous avons proposé nous-même, en 1876, cette proportion de 2 grammes de sulfate de potasse par litre

(1) Cet article a été écrit en 1877.

comme la limite extrême au delà de laquelle les vins plâtrés ne peuvent plus être considérés comme indifférents pour la santé.

On a vu que cet avis est devenu celui de la très grande majorité des corps consultés dans l'enquête générale ordonnée en 1884 par M. le ministre du commerce. 433 rapports adressés par les chambres de commerce, les chambres syndicales du commerce des vins, les chambres consultatives d'agriculture, les comices et diverses associations agricoles, les conseils d'hygiène et de salubrité, c'est-à-dire 78,9 p. 100, ont été favorables au maintien de la limite à 2 grammes. Encore faudrait-il ajouter à ce nombre les 102 corps consultés qui ont déclaré s'en rapporter à la décision des assemblées scientifiques.

C'est également à cet avis que votre Commission s'est rangée. Comme le Comité consultatif d'hygiène, elle croit faire une très large part aux besoins du commerce et de la production vinicole en admettant la tolérance de 2 grammes de sulfate de potasse par litre, tolérance que l'hygiène commande non seulement de ne pas dépasser, mais encore de s'efforcer de ne pas atteindre.

CONCLUSIONS

1° Les documents relatifs à l'enquête faite à l'école nationale d'agriculture de Montpellier ne paraissent pas, à votre Commission, de nature à infirmer les résultats de l'enquête générale ordonnée, en 1884, par M. le ministre du commerce;

2° Les renseignements et les faits analysés dans le présent rapport démontrent que le plâtrage exagéré exerce sur la santé publique une influence fâcheuse;

3° Se plaçant au point de vue exclusif de l'hygiène, la Commission ne peut approuver, en principe, le plâtrage des vins;

4° Cependant, préoccupée des nécessités de la production et du commerce, et tenant surtout compte de l'intérêt des consommateurs qu'il serait imprudent, par une mesure trop absolue, de priver, dans certaines années, de vins que seul, jusqu'à ce jour, le plâtrage modéré paraît propre à conserver;

5° Considérant que, si le sulfate de potasse se rencontre normalement dans les vins purs, il n'y existe jamais dans une proportion sensiblement supérieure à *six décigrammes* (0 gr. 60) par litre ;

Qu'il n'est pas clairement démontré que, *jusqu'à la dose de deux grammes par litre de vin*, le sulfate de potasse, introduit par le plâtrage, ait une action nuisible sur la santé ; mais qu'il est indispensable de fixer la limite maxima de sulfate de potasse qui peut, sans danger sensible, être introduite dans le vin par le plâtrage;

La Commission vous propose d'émettre l'avis :

Que la présence du sulfate de potasse dans les vins du commerce, *quelle qu'en soit l'origine*, ne doit être tolérée que *jusqu'à la limite maxima de deux grammes par litre.*

En outre, la Commission exprime le vœu que la circulaire de M. le garde des sceaux, ministre de la justice, en date du 27 juillet 1880, reçoive une application effective. (*Applaudissements.*)

RAPPORT COMPLÉMENTAIRE

(SÉANCE DU 10 JUILLET 1888)

Depuis que lecture a été faite à l'Académie du rapport sur le plâtrage des vins, la Société centrale d'agriculture de l'Hérault a demandé que l'Académie veuille bien surseoir à la discussion jusqu'à communication de pièces diverses relatives à la question du plâtrage traitée par votre rapporteur.

L'Académie a reçu, en effet :

1° Une lettre de M. le maire de Lunel ;

2° Une lettre de M. le président de la Société centrale d'agriculture de l'Hérault ;

3° Un mémoire de M. de Girard, professeur agrégé à la Faculté de médecine de Montpellier ;

4° Un mémoire ou rapport fait, au nom de la Société centrale d'agriculture de l'Hérault, par M. le Dr Cot, ancien interne des hôpitaux de Paris, membre de cette Société.

Votre Commission s'est réunie de nouveau pour prendre connaissance de ces documents ; elle a étudié et discuté les arguments et les propositions qu'ils renferment ; elle a aussi entendu M. le président du syndicat régional méditerranéen en faveur du plâtrage de la vendange, et écouté avec beaucoup d'intérêt les raisons qu'il a fait valoir pour demander que la limite du sulfate de potasse soit portée à 4 grammes par litre de vin.

Par l'organe de son rapporteur, la Commission a déjà répondu d'avance à la plupart des objections qui vous sont connues et qui ne sont que renouvelées dans les documents précités. Elle se bornera à vous présenter quelques observations relatives aux mémoires de M. Cot et de M. de Girard.

Mémoire de M. de Girard. — M. de Girard, dans un mémoire fort bien fait, discute avec la plus grande courtoisie, et dans un langage absolument scientifique, le point de doctrine suivant :

« Il n'est pas du tout certain que l'acide sulfurique introduit par le plâtrage dans le vin s'y trouve en totalité à l'état de sulfate acide. Ce n'est, au contraire, qu'une très faible portion de cet acide qui s'y rencontre en cet état, la majeure partie formant du sulfate neutre. »

S'appuyant sur les travaux de M. Magnier de la Source, et par des calculs en partie exacts, en partie hypothétiques, il arrive à conclure que le tiers seulement de l'acide sulfurique est à l'état de sulfate acide, dont une partie est à son tour dissociée par le liquide alcoolique en sulfate neutre et en acide sulfurique libre, lequel se transformerait en acide sulfovinique en présence de l'alcool. Ce qui prouve, du reste, dit M. de Girard, que tout l'acide sulfurique n'est pas à l'état de sulfate acide, c'est que l'on trouve par l'analyse autant d'acide sulfurique dans les cendres que dans le vin plâtré.

Nous n'avons jamais prétendu que l'acide sulfurique existât en totalité à l'état de sulfate acide dans les vins plâtrés, comme on peut s'en convaincre en se reportant à la page 773 du *Bulletin*. Le rapport dit encore dans le résumé, page 855 : « N'oublions pas surtout que ce n'est pas *seulement* la présence du sulfate neutre de potasse qui est à redouter dans les vins plâtrés, mais bien l'*introduction* du sulfate acide de potasse. »

Nous n'avons pas cru devoir reproduire en son entier le travail de M. Magnier de la Source, mais nous avons cité, page 796, le fait capital et très intéressant qui s'en dégage, à savoir : la décomposition par le plâtre de combinaisons organiques neutres à base de potassium, qui existent en proportion notable dans le raisin parvenu à maturité complète. De cette décomposition résulte évidemment du *sulfate neutre de potasse.*

Mais l'action du plâtre sur le bitartrate du moût et du marc donne en même temps naissance à du *sulfate acide de potasse,* d'après la théorie de Bussy et Buignet, acceptée par Chancel, vérifiée et reconnue par M. Magnier de la Source et par M. Gautier, qui dit (1) : « Le résultat final est toujours celui qu'exprime la théorie de Bussy et Buignet. »

M. de Girard veut, avec M. Magnier, qu'il se produise d'abord du sulfate neutre de potasse et de l'acide tartrique, et que le sulfate acide ne prenne naissance que par l'action subséquente de cet acide tartrique sur le sulfate neutre; il invoque à l'appui les résultats identiques que donne le dosage de l'acide sulfurique total dans les cendres et dans le vin plâtré.

Or, Bussy et Buignet, dans leurs expériences, ont constaté la présence de l'acide sulfurique libre après vingt-quatre heures de contact, et l'on sait que la fermentation alcoolique n'est complète qu'après trois à quatre jours au minimum. D'autre part, le résultat identique que l'on obtient en dosant l'acide sulfurique total, soit dans les cendres, soit dans le vin plâtré, se comprend très bien si l'on veut ne pas oublier que Bussy et Buignet ont démontré la présence du bitartrate de potasse à côté de celle du bisulfate, et admis que ces deux composés se trouvent dans le liquide en proportions équivalentes.

Si le sulfate acide de potasse est décomposé par la calcination, en perdant la moitié de son acide sulfurique, comme le dit très bien M. de Girard, il n'en est plus de même si on calcine ce sel en présence du bitartrate de potasse, comme cela arrive dans le vin plâtré. Les deux sels se trouvant dans le vin en proportions équivalentes, d'aucuns disent avec excès pour le bitartrate de potasse,

(1) *La sophistication des vins*, 1884, p. 225.

le phénomène suivant se passe, soit pendant l'évaporation du vin, soit par la calcination de l'extrait obtenu. Le sulfate acide décompose le bitartrate de potasse, pour former du sulfate neutre, et l'on retrouve ainsi la totalité de l'acide sulfurique dans les cendres (1).

Les vins plâtrés renferment donc toujours, comme l'ont démontré tous les chimistes, du sulfate acide de potasse provenant de l'action du plâtre sur la crème de tartre.

Ils renferment aussi du sulfate neutre de potasse, provenant du moût et provenant surtout de l'action du plâtre sur les combinaisons organiques à base de potassium signalées par M. Magnier de la Source.

Quant à la proportion respective de ces deux corps, les chiffres donnés par M. de Girard et déduits des calculs de M. Magnier de la Source peuvent être vrais pour *le cas* étudié par ce chimiste; mais le seront-ils pour tous les vins? Nous n'oserions l'affirmer, et M. Magnier de la Source lui-même dit : « J'ai choisi, pour cette étude, le raisin de Sarragosse, parce qu'il provenait d'un cépage dont j'avais intérêt à étudier la matière colorante. » Il est plus que probable que des cépages moins colorés, comme l'aramon par exemple, donneraient des résultats différents. Tout ce que l'on peut affirmer, c'est que les vins plâtrés renferment un mélange de sulfate neutre et de sulfate acide de potasse, et nous ferons observer qu'en supposant que le sulfate neutre de potasse fût contenu dans les vins plâtrés dans la proportion indiquée par M. de Girard, sa présence ne serait pas sans inconvénient.

Arrivons à la dissociation du sulfate acide de potasse au sein du liquide alcoolisé. Et d'abord, il faut ajouter au vin une grande quantité d'alcool concentré pour décomposer complètement le sulfate acide de potasse ; une faible partie du sulfate acide sera

(1) *a*) Réaction Buignet :

$$2\,(K.\,H.\,C^4H^4O^6) + Ca.\,SO^4 = Ca.\,C^4H^4O^6 + K.\,H.\,SO^4 + K.\,H.\,C^4H^4O^6.$$

b) Par la calcination :

$$K.\,H.\,SO^4 + K.\,H.\,C^4H^4O^6 = C^4H^6O^6 + K^2\,SO^4.$$

donc seulement décomposée. En second lieu, cette décomposition ne pourra se faire qu'à la condition de mettre la moitié de l'acide sulfurique en liberté, ce qui ne diminuera pas l'inconvénient de sa présence. Quant à l'hypothèse de la transformation de l'acide sulfurique libre en acide sulfovinique, elle est toute gratuite. Elle a même contre elle ce fait, admis par M. de Girard, que le dosage de l'acide sulfurique dans le vin et dans les cendres donne des résultats concordants. On sait, en effet, que l'acide sulfovinique n'est pas précipitable par les sels solubles de baryum.

M. de Girard n'admet pas que le plâtrage exagéré puisse produire les quantités de sulfate de potasse relevées par MM. Poggiale et Hugounenq; il attribue cet excès de sulfate de potasse a l'addition directe d'acide sulfurique. Nous répondrons :

1° Que l'usage d'ajouter de l'acide sulfurique au vin ne paraît pas avoir été pratiqué à l'époque où remontent les analyses de Poggiale et de M. Hugounenq ;

2° Que M. Bouffard, dans des expériences exécutées sur du Jacquez, est arrivé à 5 gr., 34 de sulfate de potasse;

3° Que, quelle que soit la source du sulfate de potasse, les résultats fâcheux de sa présence dans les vins sont toujours les mêmes ; aussi le rapport dit-il expressément :

« Que la présence du sulfate de potasse dans les vins du commerce, *quelle qu'en soit l'origine*, ne doit être tolérée que jusqu'à la limite maxima de 2 grammes par litre. »

Mémoire de M. le Dr Cot. — Le contre-rapport de M. Cot, présenté à la Société centrale d'agriculture de l'Hérault, ne s'appuyant sur aucune nouvelle donnée scientifique que celles que nous avons développées et discutées nous-mêmes dans le rapport lu à l'Académie, ne demande pas une réfutation nouvelle.

Nous nous bornerons à présenter, à son sujet, les quelques observations suivantes :

1° Enquête administrative de 1884 : M. Cot refuse de tenir compte de ce document très important, parce qu'il croit que les conseils d'hygiène (il ne parle pas des sociétés d'agriculture) ont repoussé l'emploi des vins plâtrés à cause de la présence du sulfate de potasse, tandis que ces vins auraient été nuisibles par le mélange d'alcools étrangers ou autres substances délétères ; en un mot, le vinage et les colorants étrangers auraient produit tous les accidents signalés, et la cause en aurait été indûment attribuée au plâtrage. C'est là une affirmation gratuite, bonne pour la théorie que M. Cot veut défendre, et qu'il n'est même pas besoin de discuter.

2° Expériences faites à l'école de Montpellier : *a.* M. Cot reproche au rapporteur de ne pas avoir vu l'erreur commise par M. Bourdel dans le relevé des températures. Tout en ayant trouvé fort imprévues les températures signalées par M. Bourdel, nous n'avions cependant aucun droit de ne pas les accepter telles qu'elles résultaient de son mémoire : 1° parce que ces différences considérables de température sont données non pas une fois, mais dix-sept fois dans son rapport ; 2° parce qu'elles sont affirmées aussi bien pour les sujets buvant du vin plâtré que pour ceux qui n'en buvaient pas ; 3° parce qu'elles sont données identiques dans le mémoire original manuscrit communiqué à l'Académie et dans la brochure publiée, par les soins de l'auteur, chez Coulet, libraire à Montpellier ; 4° parce que ces nombres ont passé sous les yeux des membres de la Commission de l'école d'agriculture et de M. Foëx, son directeur ; 5° enfin, parce qu'il n'y avait pas de raison absolue de nier ces chiffres, des différences semblables ayant été observées quelquefois lorsque interviennent des variations considérables dans l'alimentation, l'état des sujets ou le milieu.

Que penser, d'ailleurs, d'une expérience que l'auteur déclare nulle en débutant et sans résultat en terminant, malgré l'abaissement de température constaté, abaissement qu'il attribue *lui-même* à l'influence des circonstances extérieures ?

b. « Les expériences ont porté sur un trop petit nombre de sujets et n'ont pas assez duré. » M. Cot répond que cette objection était prévue. Sa réponse nous suffit, car si l'objection était prévue, c'est sans doute qu'elle était juste.

c. M. Cot fait dire au rapporteur : « L'usage du sulfate de potasse prolongé doit amener fatalement des complications rénales. » Ce texte ne se trouve nulle part dans le rapport. On s'est borné à citer l'opinion de Rabuteau : « Il redoute, etc. (Voir p. 843 du *Bulletin*).

d. M. Cot dit que les doses élevées de sulfate de potasse, signalées par M. Bourdel et Hugounenq, sont une preuve de l'emploi non du plâtre à la vendange, mais de l'acide sulfurique. Nous avons déjà répondu à ce sujet à propos du mémoire de M. de Girard.

e. M. Cot dit encore : « La limite du sulfate de potasse n'a pas sa raison d'être ; c'est un manque de logique de la part des adversaires du plâtrage. »

Le rapporteur fera observer que la Commission s'est prononcée en effet, en principe, contre le plâtrage ; mais qu'elle a cru, dans l'intérêt du pays, ne devoir en proscrire, jusqu'ici, que l'abus.

f. M. Cot revient sur les expériences de M. Bouffard, au sujet de l'analyse des vins plâtrés et non plâtrés. « M. Marty, dit-il, n'a pas trouvé plus de 0 gr. 60 de sulfate de potasse naturel, ce n'est pas une raison pour que les analyses des autres chimistes soient fausses. L'analyse de l'échantillon de Calage ne prouve rien relativement aux autres échantillons. M. Marty n'indique même pas la nature du terrain de Calage, qui est très caillouteux, et il conclut de là à tous les terrains, argileux ou autres. . . . . Les analyses qui n'ont pas donné plus de 0 gr. 60 de sulfate de potasse ne sont que des analyses *négatives*. »

Il s'agit ici, Messieurs, d'un fait scientifique qui doit être établi en dehors de toute controverse.

Votre rapporteur pourrait se borner à rappeler les objections qu'il a faites dans son rapport, non pas à l'exactitude des analyses elles-mêmes, mais à des analyses où la preuve de la pureté des vins « dits non plâtrés » n'a pas été donnée.

L'analyse du vin de Calage n'est pas la seule qui ait été signalée dans le rapport, comme on pourrait le croire en lisant le mémoire de M. Cot. Elle a été faite en dernier lieu, pour avoir une preuve de plus prise sur le territoire même de Montpellier. Si le terrain de Calage est caillouteux, celui de Sallèles d'Aude est formé d'alluvions; or, voici le résultat de l'analyse d'un vin que nous avons fait préparer nous-même, l'année dernière, avec un cépage unique (carignane) chez un grand propriétaire de cette localité :

Sulfate de potasse . . . . . . 0 gr. 361

Nous n'avons pas cru devoir surcharger le rapport en citant les analyses nombreuses dues à différents chimistes; nous tenons à dire cependant à M. Cot que d'autres que nous sont arrivés au même résultat. Pour ne citer que M. Filhol, cet habile chimiste, dans son travail sur les vins de la Haute-Garonne, indique leur teneur en sulfate de potasse, et ses nombreuses analyses lui ont donné les résultats suivants :

Minimum. . . . . 0 gr. 027
Maximum . . . . 0 gr. 463

On nous a demandé pourquoi nous n'avions pas répondu à l'objection contenue dans le mémoire de M. Bouffard, au sujet des vins d'Argenteuil. On lit, en effet, à la page 7 de ce mémoire :

« Qu'il me soit permis de citer ici un document curieux : M. le maire d'Argenteuil, commune vinicole des environs de Paris, bien connue par ses carrières de plâtre, déclare que les vins récoltés sur les terrains gypseux se distinguent des produits venus dans d'autres sols par leur couleur plus belle, plus brillante. »

Le mémoire de M. Bouffard ne donnant aucun chiffre relatif à la proportion de sulfate de potasse contenue dans ces vins, nous n'avions pas cru devoir nous arrêter à cette citation, d'autant mieux que nous possédions trois analyses de vins d'Argenteuil accusant : 0 gr. 55, 0 gr. 50, 0 gr. 52 de sulfate de potasse.

Cependant, devant l'invitation qui nous était faite, nous nous sommes transporté à Argenteuil et nous nous sommes adressé non à M. le maire, qui n'est pas viticulteur, mais à des propriétaires bien connus et dont on ne pourrait suspecter la bonne foi. Ils nous ont remis très gracieusement des échantillons du vin qu'ils consomment et dont deux ont été récoltés sur les carrières même d'Argenteuil. C'est par ceux-ci que nous avons commencé l'analyse.

Le premier (récolte de 1885) nous a donné 0 gr. 214 de sulfate de potasse par litre ; le second (récolte de 1887) nous a donné 0 gr. 340 de sulfate de potasse par litre. Nous n'avons pas cru devoir continuer cette expertise, l'opinion de M. le maire d'Argenteuil nous paraissant n'avoir rien à faire dans le débat.

La proportion de sulfate de potasse contenue dans les vins purs varie certainement avec le cépage, avec la contrée, avec le terrain et même avec l'année ; les chiffres que nous avons donnés dans le rapport en sont la preuve évidente.

Le moyen absolu de connaître la vérité sur ce point d'analyse, consiste à préparer directement du vin avec des cépages divers et de diverses provenances, et à analyser le vin ainsi obtenu en dehors de toute manipulation commerciale. Or, cette opération a été exécutée par M. Chancel d'abord, et plusieurs fois par votre rapporteur ; elle a été exécutée par M. Portes, par M. Crommydis, par M. Hugounenq, par M. Magnier de la Source (Saragosse) et par M. Bouffard lui-même (expérience sur le Jacquez de 1886) : chaque fois la dose de sulfate de potasse a été trouvée *inférieure à 0 gr. 60 par litre.*

Nous sommes donc en droit d'affirmer, jusqu'à preuve du contraire faite dans les mêmes conditions, et nous affirmons de nouveau, sans être troublé cette fois par l'opinion de M. le maire d'Argenteuil, que la proportion de sulfate de potasse contenue dans les *vins purs* n'est pas supérieure à 0 gr. 60 par litre. Nous avons dit dans le rapport (p. 856) qu'en portant ce chiffre à 0 gr. 80 on tiendrait compte, dans une large mesure, des usages du commerce, c'est-à-dire du sulfitage des foudres et du vin lui-même, lorsque ce dernier est fait dans des conditions loyales.

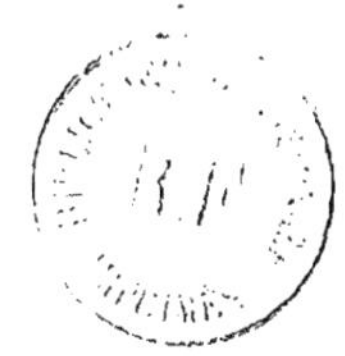

g. La quantité de plâtre à introduire dans la cuve, dit M. Cot, n'a pas été indiquée par la Commission.

L'Académie n'est pas une école d'agriculture ; elle n'a pas à indiquer des méthodes de vinification ; elle en approuve ou en désapprouve le principe au point de vue de l'hygiène.

(Voir, au surplus, les expériences de M. Bouffard sur le Jacquez, p. 52 de son mémoire.)

h. Les 2 grammes de sulfate de potasse tolérés par l'Académie, dit encore M. Cot, représentent un plâtrage insuffisant pour conserver les vins.

Telle n'est pas l'opinion des cent vingt-neuf chambres ou sociétés d'agriculture qui ont demandé le maintien de la limite à 2 grammes ;

Telle n'est pas l'opinion de M. G. Bazille, que nous avons donnée dans le rapport, ni celle de M. Laurent, secrétaire de la Société d'agriculture de l'Hérault, sorti le premier de Grignon, ni celle de M. le comte de Puiségur, et de beaucoup d'autres propriétaires de l'Aude et de l'Hérault que nous pourrions citer ;

Telle n'est pas la conséquence des nombreuses analyses de vins plâtrés du Midi dues à différents chimistes, ainsi qu'à M. Bouffard lui-même, qui démontrent le contraire de ce que veut établir M. Cot.

i. La Société centrale d'agriculture de l'Hérault émet ce premier considérant :

« Que les expériences faites à l'école d'agriculture de Montpellier prouvent l'innocuité absolue du sulfate de potasse dans le vin, à la dose de 4 grammes par litre. »

La Commission de l'Académie pense le contraire.

j. La Société centrale d'agriculture de l'Hérault fait observer « que le rapport de M. Marty ne s'appuie sur aucune expérience directe, contradictoirement à celles qui ont été faites à l'école d'agriculture de Montpellier. Elle prie l'Académie de médecine d'ordonner des expériences sur le plâtrage des vins, qui seraient faites à Montpellier, par ses délégués, conformément à un programme préalablement étudié ».

La Commission se croit suffisamment éclairée par les faits consignés dans le rapport, et l'Académie n'a pas qualité pour entreprendre les expériences qui lui sont demandées. Son rôle est de juger les expériences qui lui sont présentées, ou d'indiquer les principes qui doivent régir les questions d'hygiène publique.

En conséquence, la Commission persiste dans ses conclusions, et les soumet de nouveau à l'approbation de l'Académie. (*Applaudissements.*)

— Les conclusions du précédent rapport (voir t. XIX, p. 863), mises aux voix après une nouvelle lecture, sont adoptées *à l'unanimité* par l'Académie.

M. LE PRÉSIDENT : Je crois être l'interprète de l'Académie tout entière en remerciant et félicitant M. Marty de son important et consciencieux rapport. (*Adhésion unanime.*)

En conséquence, l'Académie a émis l'avis suivant, A L'UNANIMITÉ :

1° La présence du sulfate de potasse dans les vins du commerce, quelle qu'en soit l'origine, ne doit être tolérée que jusqu'à la limite maxima de 2 grammes par litre.

2° Il y a lieu que la circulaire de M. le garde des sceaux, ministre de la justice, en date du 27 juillet 1880, reçoive une application effective.

TABLE

Paris. — Impr. G. Rougier et Cie, rue Cassette, 1.

www.ingramcontent.com/pod-product-compliance
Ingram Content Group UK Ltd.
Pitfield, Milton Keynes, MK11 3LW, UK
UKHW020354230726
13925UKWH00003B/1122